全国中等卫生职业教育规划教材

案例版™

供中等卫生职业教育各专业使用

医用化学

主　编　姚光军

副主编　陈林丽　侯晓红　左利平

编　者　（按姓氏汉语拼音排序）

　　　　陈林丽　范红艳　侯晓红

　　　　冀向利　姚光军　翟香萍

　　　　张翠萍　左利平

科学出版社

北　京

内 容 简 介

本教材是以中等职业学校化学教学大纲为编写依据，结合中等卫生职业教育教学的特点和实际情况而编写的。全书共 11 章。基本教学时数为64 学时（理论 50 学时、实验 14 学时），在教学中，教师可以根据各校所定的课时灵活选择使用。

本教材中适当插入"链接"、"知识拓展"相关内容，更贴近社会、生活、专业，丰富了学生的知识，拓展了学生的思维，有利于激发学生的学习兴趣。注重"知识迁移"应用，并结合教学内容设有"考点"提示，以便学生明确学习重点，更有利于学生的自学和学习方法的培养，并及时对所学知识强化巩固。在每节后设有内容小结和检测题，明确了学习的目标和要求，方便教师和学生的使用。

本教材可供中等卫生职业教育护理、助产专业使用及医药卫生类相关专业学生选用。

图书在版编目（CIP）数据

医用化学／姚光军主编．—北京：科学出版社，2013.3
全国中等卫生职业教育规划教材：案例版
ISBN 978-7-03-036996-3

Ⅰ．医… Ⅱ．姚… Ⅲ．医用化学-中等专业学校-教材 Ⅳ．R313

中国版本图书馆 CIP 数据核字（2013）第 043953 号

策划编辑：袁 琦／责任编辑：袁 琦／责任校对：鲁 素
责任印制：徐晓晨／封面设计：范璧合

科 学 出 版 社 出版
北京东黄城根北街 16 号
邮政编码：100717
http://www.sciencep.com

北京虎彩文化传播有限公司 印刷
科学出版社发行 各地新华书店经销
*

2013 年 3 月第 一 版 开本：850×1168 1/16
2020 年 10 月第十次印刷 印张：7 1/2 插页：1
字数：234 000
定价：29.80 元
（如有印装质量问题，我社负责调换）

前　言

医用化学是中等卫生职业教育护理、助产专业的一门基础课程。本教材是以中等职业学校化学教学大纲为编写依据,结合中等卫生职业教育教学的特点和实际情况而编写的。全书共 11 章。基本教学时数为 64 学时,在教学中,教师可以根据各校所定的课时灵活选择使用。

在编写过程中体现"贴近学生、贴近社会、贴近岗位"的职业教育特色,本着实用、够用、为专业服务的原则,力求教材具有思想性、科学性、适用性、实用性和创新性。坚持以基本的必知、必会内容为基础,与专业培养目标和课程教学基本要求相符合。

编写形式上遵循课程的系统性特点,以章为单位进行课程内容教学。教材中适当插入"链接"、"知识拓展"相关内容,更贴近社会、生活、专业,丰富了学生的知识,拓展了学生的思维,有利于激发学生的学习兴趣。"知识迁移"注重知识的复习巩固和应用,从而提高教学有效性。"考点"提示学习的重点和考核要求,使学习更有针对性,有利于学生学习自主性的养成,能动性的发挥,学习方法的习得。

教材编写得到了各编者所在学校的大力支持,特别是科学出版社编辑的细心指导,在此表示衷心感谢。

由于编者水平有限,本教材难免存在诸多不妥之处。我们在感谢专家、同行和同学们认可的同时,恳请大家的批评指正,以求进一步完善。

编　者
2012 年 12 月

目　　录

第1章 物质结构 元素周期律

在初中化学中,我们已初步认识到物质在不同条件下表现出来的各种性质,都与它们的微观结构和化学组成有关,也学习了一些有关原子结构的知识,初步了解了一些离子化合物和共价化合物。本章将进一步学习原子结构、元素周期律和化学键的知识,理解在元素周期表中元素性质的递变规律,从本质上认识氧化还原反应。

第1节 原子结构

一、原子核

我们知道,原子是由位于原子中心的带正电荷的原子核和核外带负电荷的电子构成的。原子很小,原子核更小,它的半径只有原子半径的十万分之一。原子核是由带正电荷的质子和不带电荷的中子构成的。现将构成原子的粒子及其性质归纳在表1-1-1中。

表1-1-1 构成原子的粒子及其性质

构成原子的微粒		质量/kg	相对质量	电性和电量
电子		9.041×10^{-31}	1.007/1836	带1个单位负电荷
原子核	质子	1.6726×10^{-27}	1.007	带1个单位正电荷
	中子	1.6748×10^{-27}	1.008	不显电性

一个质子带1个单位正电荷,所以原子核所带的正电荷数(即核电荷数)等于原子核中的质子数。一个电子带1个单位负电荷。原子作为一个整体不显电性,因此就有:

核电核数=核内质子数=核外电子数

一个质子的相对质量是1.007,一个中子的相对质量是1.008,一个电子的质量只有一个质子质量的1/1836,对于整个原子电子的质量可以忽略不计,所以,原子的质量主要集中在原子核上。我们把原子核中的质子和中子的相对质量取近似整数值加起来所得的值叫做质量数。质子数用 Z 表示,中子数用 N 表示,质量数用 A 表示,则

质量数(A)= 质子数(Z)+中子数(N)

例如,S原子核中有16个质子,16个中子,质量数就是32。

因此,只要知道了这三个数值中的任意两个,就可以推出另一个。例如,知道O原子的核电荷数是8,质量数是16,就可以推算出中子数。O原子核中的中子数 $N = A - Z = 16 - 8 = 8$。

考点提示:质子数、中子数、质量数之间的关系

如果用 $^{A}_{Z}X$ 的形式表示一个质量数为 A,质子数为 Z 的原子,那么组成原子的微粒间的关系可以表示如下:

$$原子\ ^{A}_{Z}X \begin{cases} 原子核 \begin{cases} 质子 & (Z\ 个) \\ 中子 & (A\text{-}Z\ 个) \end{cases} \\ 核外电子 & (Z\ 个) \end{cases}$$

知识迁移

原子 $^{235}_{92}U$ 原子核中的质子数为_____,中子数为_____,质量数为_____,核外电子数为_____。

二、放射性核素及其应用

我们把具有相同核电荷数(即核内质子数)的同一类原子总称为元素。也就是说同种元素原子的质子数一定相同。那么中子数是不是也相同呢?

氢元素有三种原子,分别是氕($^{1}_{1}H$)、氘($^{2}_{1}H$)、氚($^{3}_{1}H$),这三种原子相同的是原子核里都有1个质子,原子核外都有1个电子,不同的是,氕原子核里没有中子,氘原子核里有1个中子,氚原子核里有2个中子。人们把质子数相同而中子数不同的同一元素的原子互称为同位素。氕、氘、氚就是氢元素的三种同位素。许多元素都有同位素,例如,碳元素有三种同位素,$^{12}_{6}C$、$^{13}_{6}C$、$^{14}_{6}C$。

自然界中的同位素可分为稳定同位素和放射性同位素,放射性同位素能自发地放出肉眼看不见的 α、β 或 γ 射线,稳定同位素则不能。例如,氢元素中的 $^{2}_{1}H$、$^{3}_{1}H$ 是放射性同位素,$^{1}_{1}H$ 是稳定同位素。

天然存在的某种元素,不论是游离态还是化合态,各种同位素所占的原子百分比一般是不变的。用人工方法制造的放射性同位素称为人造同位素。

放射性同位素在医学上有着广泛的应用,可用于临床诊断,放射治疗及医学研究。例如,用 $^{131}_{53}I$ 做示踪原子检测甲状腺的功能状态,用 $^{60}_{27}Co$ 杀死癌细胞。目前,放射性同位素扫描,已成为诊断脑、肝、肾、肺等脏器病变的一种安全简便的检测手段。

考点提示:同位素的概念

三、核外电子的排布

在含有多个电子的原子里,各个电子的能量并不同。能量低的电子,通常在离核近的区域运动,能量高的电子,通常在离核远的区域运动,把核外电子运动的区域形象的称为电子层(用 n 表示)。因此,各个电子是在核外不同的电子层上运动的,即核外电子的分层排布。离核由近及远能量由低到高共有七个电子层。1~4电子层的表示符号及各层最多可排布的电子数,见表1-1-2。

表 1-1-2　1~4 电子层及最多容纳的电子数

电子层(n)	符号	最多容纳电子数($2n^2$)
第一电子层($n=1$)	K	2
第二电子层($n=2$)	L	8
第三电子层($n=3$)	M	18
第四电子层($n=4$)	N	32

原子核外电子排布的规律可归纳如下:

1. 核外电子总是尽先排布在能量最低的电子层上,只有当能量较低的电子层排满后,才依次排入能量较高的电子层上。

2. 每层最多容纳的电子数是 $2n^2$ 个。

3. 最外层容纳的电子数不超过 8 个(第一层为最外层时最多只有 2 个电子),次外层容纳的电子数不超过 18 个,倒数第三层的电子数不超过 32 个。

通常用原子结构示意图表示原子核外电子的排布。例如,Ca 原子的原子结构示意图为:

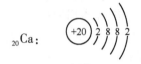

$_{20}$Ca:

不同元素的核电荷数不同,人们按核电荷数由小到大的顺序给元素编号,得到一个序号,我们把这个序号叫做该元素的原子序数。因此,

原子序数=核电核数=核内质子数=核外电子数

1~20 号元素的原子结构示意图如表 1-1-3。

表 1-1-3　1~20 号元素的原子结构示意图

$_1$H							$_2$He
+1)							+2)
$_3$Li	$_4$Be	$_5$B	$_6$C	$_7$N	$_8$O	$_9$F	$_{10}$Ne
+3) 2 1	+4) 2 2	+5) 2 3	+6) 2 4	+7) 2 5	+8) 2 6	+9) 2 7	+10) 2 8
$_{11}$Na	$_{12}$Mg	$_{13}$Al	$_{14}$Si	$_{15}$P	$_{16}$S	$_{17}$Cl	$_{18}$Ar
+11) 2 8 1	+12) 2 8 2	+13) 2 8 3	+14) 2 8 4	+15) 2 8 5	+16) 2 8 6	+17) 2 8 7	+18) 2 8 8
$_{19}$K	$_{20}$Ca						
+19) 2 8 8 1	+20) 2 8 8 2						

小 结

1. 原子的组成 原子$_Z^A$X $\begin{cases} \text{原子核} \begin{cases} \text{质子} & \text{带一个单位正电荷 (} Z \text{ 个)} \\ \text{中子} & \text{不带电荷 (} A-Z \text{ 个)} \end{cases} \\ \text{核外电子} \quad \text{带一个单位负电荷 (} Z \text{ 个)} \end{cases}$

2. 同位素 质子数相同而中子数不同的同一元素的原子互称为同位素

3. 原子核外电子的排布 排布规律以及用原子结构示意图表示核外电子的排布

目标检测

一、填空题

1. 原子由_____组成,原子核由_____构成,原子核所带的正电荷来自于_____,每个质子带_____正电荷。

2. 将原子核内所有的质子和中子的相对质量取近似整数值加起来,所得的数值,叫做_____,用符号_____表示,质子数用_____表示,则原子 X 可表示为_____。

3. 同位素相同的是_____,不同的是_____。

4. 画出 H、F、K 的原子结构示意图_____、_____、_____。

二、选择题

1. $_{53}^{131}$I 原子核中的中子数是( )
   A. 131   B. 53
   C. 78   D. 184

2. 若几种微粒的核电荷数不同,核外电子数相同,则它们是( )
   A. 同一元素的相同原子
   B. 同一元素的原子或离子
   C. 互为同位素
   D. 不同元素的原子或离子

3. 下列结构示意图不正确的是( )
   A. C $(+6)\,2\,4$ B. Cl $(+17)\,2\,8\,7$
   C. Na $(+11)\,2\,9$ D. Ca $(+20)\,2\,8\,8\,2$

第2节 元素周期律和元素周期表

一、元素周期律

现在把 3~18 号元素的一些性质列成表 1-2-1,看看有什么变化规律。

表 1-2-1　3~18 号元素性质随原子序数的变化情况

原子序数	3	4	5	6	7	8	9	10
元素符号	Li	Be	B	C	N	O	F	Ne
电子层数	2	2	2	2	2	2	2	2
最外层电子数	1	2	3	4	5	6	7	8
原子半径(nm)	0.152	0.089	0.082	0.077	0.075	0.074	0.071	
主要化合价	+1	+2	+3	+4 −4	+5 −3	−2	−1	
金属性和非金属性	活泼金属	两性元素	不活泼非金属	非金属	活泼非金属	很活泼非金属	最活泼非金属	

原子序数	11	12	13	14	15	16	17	18
元素符号	Na	Mg	Al	Si	P	S	Cl	Ar
电子层数	3	3	3	3	3	3	3	3
最外层电子数	1	2	3	4	5	6	7	8
原子半径(nm)	0.186	0.160	0.143	0.117	0.110	0.102	0.099	
主要化合价	+1	+2	+3	+4 −4	+5 −3	+6 −2	+7 −1	
金属性和非金属性	很活泼金属	活泼金属	两性元素	不活泼非金属	非金属	活泼非金属	很活泼非金属	

从表 1-2-1 可以看出,随着原子序数的增加,元素的性质并不是持续地变化下去,而是经过一定数目的元素后,又出现和前面相类似的性质。

(一)核外电子排布的周期性变化

原子序数从 3~10 号元素,即从 Li 到 Ne,共有两个电子层,随着原子序数的递增,最外层上的电子数从 1 个依次增加到 8 个,达到稳定结构。原子序数从 11~18 号元素,共有三个电子层,最外层上的电子数也是从 1 个依次增加到 8 个,达到稳定结构。对 18 号以后的元素继续研究的结果表明:每隔一定数目的元素,会重复出现原子最外层上的电子数从 1 个增加到 8 个的情况。也就是说,随着原子序数的递增,元素原子的最外层电子的排布呈现周期性的变化。

(二)原子半径的周期性变化

原子序数从 3~9 号元素,即从 Li 到 F,随着原子序数的递增,原子半径依次由大到小。从 11~17 号元素,即从 Na 到 Cl,原子半径也是依次从大到小。对 18 号以后的元素继续研究的结果是:随着元素原子序数的递增,元素的原子半径发生着周期性的变化(图 1-2-1)。

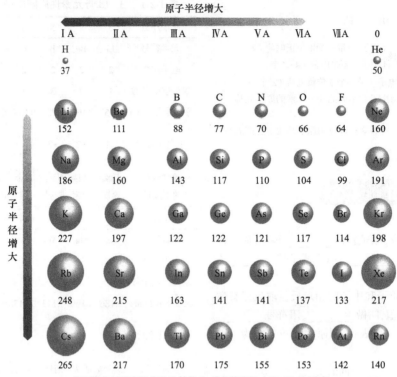

各周期末尾稀有气体的半径较大,是范德华(Van der Waals)半径。

图 1-2-1 元素原子半径的周期性变化

(三) 化合价的周期性变化

原子序数从 11~17 号元素,即从 Na 到 Cl,元素的化合价在很大程度上重复着 3~9 号元素 Li 到 F 的化合价的变化。正价从+1(Na)逐渐递变到+7(Cl),从中间开始出现负价,负价从-4(Si)递变到-1(Cl)。对 18 号以后的元素继续研究的结果表明:随着元素原子序数的递增,元素的化合价发生着周期性的变化。

(四) 金属性的周期性变化

元素的金属性指的是元素的原子失去电子的能力,越容易失去电子,金属性就越强。从 3~9 号元素,即从 Li 到 F,随着原子序数的递增,金属性逐渐减弱。从 11~17 号元素,即从 Na 到 Cl,随着原子序数的递增,金属性也是依次减弱。对 18 号以后的元素继续研究,可以得出的结论是:随着元素原子序数的递增,元素的金属性发生着周期性的变化。

(五) 非金属性的周期性变化

非金属性指的是元素的原子得到电子的能力,越容易得到电子,非金属性就越强。从 3~9 号元素,即从 Li 到 F,随着原子序数的递增,非金属性逐渐增强。从 11~17 号元素,即从 Na 到 Cl,随着原子序数的递增,非金属性也是依次增强。对 18 号以后的元素继续研究,可以得出的结论是:随着元素原子序数的递增,元素的非金属性发生着周期性的变化。

从上面的分析,可以看出,随着元素原子序数的递增,元素的核外电子排布、原子半径、元素的化合价、金属性、非金属性发生着周期性的变化。即元素的性质随着原子序数的递增而呈现周期性的变化,这个规律叫做元素周期律。

二、元素周期表

根据元素周期律,把电子层数相同的各种元素,按照原子序数的递增从左到右排成一横行,再把不同横行中最外层电子数相同的元素,按原子序数的递增从上到下排成一纵列,这样得到一张表,就是元素周期表(见书末附表元素周期表)。

元素周期表是元素周期律的具体表现形式,它反映了元素之间相互联系的规律性。

(一) 元素周期表的结构

1. 周期　在元素周期表中,每一横行就是 1 个周期,共有 7 个周期。周期的序号就是原子具有的电子层数。第一、二、三周期叫做短周期,第四、五、六周期叫做长周期,第七周期叫做不完全周期。

周期的序数=电子层数

2. 族　元素周期表共有 18 列,第八、九、十列合起来叫做第Ⅷ族,其余 15 列,每一列为一族。由短周期和长周期元素共同构成的列叫做主族,用 A 表示,主族元素的族序数为ⅠA、ⅡA、ⅢA、ⅣA、ⅤA、ⅥA、ⅦA;完全由长周期元素构成的列叫做副族,用 B 表示,副族元素的族序号为ⅠB、ⅡB、ⅢB、ⅣB、ⅤB、ⅥB、ⅦB;最后一列是稀有气体,一般不发生化学反应,叫做 0 族。所以元素周期表共有 16 个族,7 个主族,7 个副族,一个第Ⅷ族,一个 0 族。

主族序数=最外层电子数

考点提示:元素的原子结构与其在周期表中的位置关系

知识迁移

1. 画出 11 号 Na、17 号 Cl 元素的原子结构示意图,指出它们在元素周期表中的位置。

2. 位于元素周期表的第三周期、第ⅤA族的元素,有几个电子层,最外层上有几个电子,其原子序数是多少?说出该元素名称。

(二) 元素周期表中元素性质的递变规律

1. 同周期元素性质的递变规律 在同一周期中元素的原子虽然电子层数相同,但从左到右,核电荷数依次增大,最外层上的电子数依次增多,原子核对最外层电子的吸引力依次增强,导致原子半径逐渐减小,失去电子的能力逐渐减弱,得到电子的能力逐渐增强。因此,同一周期的主族元素,从左到右,金属性依次减弱,非金属性依次增强。除第一周期外,每一周期都是从容易失去电子的碱金属元素开始到容易得到电子的非金属元素卤素结束(稀有气体除外)。

2. 同主族元素性质的递变规律 在同一主族中,虽然元素原子的最外层电子数相同,但从上到下,电子层数依次增多,原子半径依次增大,原子核对最外层电子的吸引力依次减弱,失去电子的能力依次增强,得到电子的能力依次减弱。因此,同一主族的元素,从上到下,金属性依次增强,非金属性依次减弱。

金属性的强弱可以从它的单质与水或酸反应的难易程度,以及最高价氧化物的水化物(氢氧化物)的碱性强弱来判断。非金属性可以从最高价氧化物的水化物的酸性强弱,或跟氢气生成气态氢化物的难易程度以及氢化物的稳定性来判断。

实验探究

钠、镁、铝的金属活泼性

【实验1-2-1】 向盛有水的小烧杯中滴入两滴酚酞试液,加入绿豆大小的一块金属钠,观察现象。在盛有水的试管中,加入少量镁粉,观察现象,将试管在酒精灯上加热至沸,继续观察现象。

实验内容	实验现象	实验结论

【实验1-2-2】 将擦去表面氧化膜的一小片铝和一小段镁条分别放到盛有少量稀盐酸的试管中,观察现象。

实验内容	实验现象	实验结论

从实验中可以看出,金属钠与冷水发生剧烈反应,镁与冷水几乎不反应,但加热后能反应而产生大量的气体。化学反应式:

$$2Na+2H_2O == 2NaOH+H_2\uparrow$$

$$Mg+2H_2O \overset{\triangle}{==} Mg(OH)_2+H_2\uparrow$$

铝和镁都能跟盐酸反应,但镁的反应更剧烈些。

$$2Al+6HCl == 2AlCl_3+3H_2\uparrow$$

$$Mg+2HCl == MgCl_2+H_2\uparrow$$

以上实验表明,金属性 Na>Mg>Al。

从表 1-2-2 中,我们可以看出,在同一周期中,从左到右,主族元素最高价氧化物对应的水化物的碱性逐渐减弱,酸性逐渐增强;它们的气态氢化物的热稳定性逐渐增强。

从以上的实验和分析可得出结论:在同一周期中,随着原子序数的递增,元素的金属性逐渐减弱,非金属性逐渐增强。

表 1-2-2 第三周期元素的化合物性质比较

元素	Na	Mg	Al	Si	P	S	Cl
最高价氧化物	Na_2O	MgO	Al_2O_3	SiO_2	P_2O_5	SO_3	Cl_2O_7
最高价氧化物的水化物	$NaOH$	$Mg(OH)_2$	$Al(OH)_3$	H_2SiO_3	H_3PO_4	H_2SO_4	$HClO_4$
酸碱性	强碱	中强碱	两性	弱酸	中强酸	强酸	最强酸
气态氢化物				SiH_4	PH_3	H_2S	HCl
热稳定性比较				很不稳定	不稳定	较稳定	稳定

实验探究

【实验1-2-3】在盛有水的小烧杯中滴两滴酚酞试液,加入绿豆大小的金属钾,观察现象。

实验内容	实验现象	实验结论

实验证明,K 同 Na 一样,也能与水反应,但 K 与水反应更剧烈,反应放出的热可以使生成的 H_2 燃烧,并发生轻微的爆炸。

$$2K+2H_2O \xlongequal{\ \ \ } 2KOH+H_2\uparrow$$

金属性 K>Na。我们可以得出这样的结论:同一主族元素的金属性随着原子序数的递增而逐渐增强。

现将主族元素性质的递变规律列表,如表1-2-3。

表1-2-3　主族元素金属性和非金属性的递变

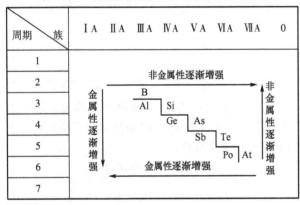

根据主族元素的性质递变规律,在周期表中,非金属元素集中在右上部分,金属元素集中在左下部分,在 B、Si、As、Te、At 与 Al、Ge、Sb、Po 之间画一条折线,这就是金属元素和非金属元素的分界线。位于分界线附近的元素既表现出某些金属性,又表现出某些非金属性。

考点提示:主族元素的性质与其在周期表中的位置关系

知识迁移

1. 根据 Mg、K、Ca 在元素周期表中的位置,判断它们的金属性顺序。

2. 比较 O、F、S 的非金属性强弱。

(三) 元素周期律和元素周期表的应用

元素周期律的表现形式是元素周期表,元素周期表是学习和研究化学的重要工具。根据元素在元素周期表中的位置,可以推测其原子结构和元素性质。

例如,画出 11 号元素 Na、17 号元素 Cl 的原子结构示意图,根据原子结构示意图判断 Na、Cl 元素在元素周期表中的位置,判断是金属元素还是非金属元素。

根据原子核外电子排布规律,Na、Cl 的原子结构示意图如下:

Na: (+11) 2 8 1　　Cl: (+17) 2 8 7

从钠原子的原子结构示意图,可以得出钠原子有三个电子层,最外层上有 1 个电子,所以钠元素在元素周期表中的位置是第三周期,第 I A 族,是典型的金属元素。

从氯原子的原子结构示意图,可以得出氯原子有三个电子层,最外层上有 7 个电子,所以氯元素在元素周期表中的位置是第三周期,第ⅦA 族,是典型的非金属元素。

人们根据元素周期性的变化,对元素进行分类研究,推测元素及化合物的性质。元素周期律的学习对系统研究元素及其化合物的性质有重要的意义。

小　结

一、元素周期律

原子核外电子的排布、原子的半径、元素的化合价、元素的金属性、非金属性等随着原子序数的递增发生周期性变化的规律,叫做元素周期律。

二、元素周期表的结构

7个周期 { 3个短周期 / 3个长周期 / 1个不完全周期

16个族 { 7个主族 / 7个副族 / 1个第Ⅷ族 / 1个0族

三、元素在周期表中的递变规律

1. 在同一周期中,从左到右,元素的金属性逐渐减弱,非金属性逐渐增强。(稀有气体除外)。

2. 在同一主族中,从上到下,元素的金属性逐渐增强,非金属性逐渐减弱。

目标检测

一、填空题

1. 元素周期表中共有 _____ 个族, _____ 个主族, _____ 个副族, _____ 个Ⅷ族, _____ 个0族。

2. 同一周期的元素原子, _____ 相同,从左到右, _____ 逐渐减弱, _____ 逐渐增强。同一主族的元素原子, _____ 相同,从上到下, _____ 逐渐减弱, _____ 逐渐增强。

二、选择题

1. 元素的性质随着原子序数的递增呈现周期性变化的主要原因是(　　)

A. 元素原子的核外电子排布呈周期性变化

B. 元素原子的半径呈周期性变化

C. 元素化合价呈周期性变化

D. 元素的相对原子质量呈周期性变化

2. 下列金属中,与水反应最剧烈的是(　　)

A. Na B. K C. Mg D. Ca

3. 下列元素中非金属性最强的是(　　)

A. S B. O C. F D. Cl

4. 下列元素中原子半径最大的是(　　)

A. K B. Ca C. Mg D. Na

第3节 化 学 键

通过元素周期律和元素周期表的学习,我们知道原子结构决定元素的性质。我们已知的元素只有100多种,它们却构成了千万种物质,这些物质形成了五彩缤纷的物质世界。那么原子之间是如何结合的?化合物中原子为什么总是按着一定的数目相结合?下面我们就来讨论这些问题。

在晶体或分子中直接相邻的离子或原子之间存在着强烈的相互作用,这种相互作用我们把它称为化学键。化学键可分为离子键、共价键和金属键。

一、离 子 键

钠与氯气反应生成氯化钠。钠原子最外电子层上有 1 个电子,容易失去这个电子使次外层变成最外层,达到 8 个电子稳定结构成为钠离子;氯原子最外电子层上有 7 个电子,容易得到 1 个电子,使最外层达到 8 个电子的稳定结构成为氯离子。钠离子和氯离子这两种带有相反电荷的离子,靠着静电相互作用,形成了稳定的化合物氯化钠。

用原子结构示意图表示的氯化钠的形成过程

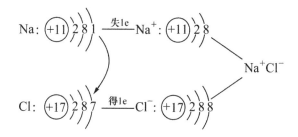

像氯化钠这样,阴、阳离子之间通过静电相互作用所形成的化学键称为离子键。

活泼的金属容易失去电子,形成阳离子;活泼的非金属容易得到电子,形成阴离子,因此,活泼的金属和活泼的非金属之间易形成离子键。如氯化镁、氯化钾中的化学键就是离子键。靠离子键形成的化合物称为离子化合物。离子化合物的化学式只表示阴、阳离子的个数比。

氯化钠晶体

在常温、常压下,离子化合物都是晶体。在离子化合物的晶体中,阴离子、阳离子按一定规律在空间排列。在氯化钠晶体中,每个 Na^+ 同时吸引 6 个 Cl^-,每个 Cl^- 同时吸引 6 个 Na^+,因此,在氯化钠晶体中不存在单个的氯化钠分子。又因钠离子和氯离子的个数比为 1:1,所以氯化钠的化学式是 $NaCl$(图 1-3-1)。

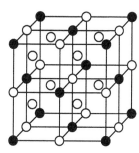

图 1-3-1 氯化钠晶体结构模型

在化学反应中,通常都是原子最外层的电子参加反应,为方便起见,我们可以用电子式表示原子的结构,也就是在原子符号的周围用小点"·"或小叉"×"表示最外层的电子数,例如。镁、氢、氟、钙原子的电子式为

$$Mg: \qquad H· \qquad :\ddot{F}: \qquad Ca×$$

氯化钠的形成过程可用电子式表示如下:

$$Na·+·\ddot{\underset{..}{Cl}}: = Na^+ \left[:\ddot{\underset{..}{Cl}}:\right]^-$$

溴化镁的形成过程可用电子式表示如下:

$$:\ddot{\underset{..}{Br}}· +Mg: + ·\ddot{\underset{..}{Br}}· = \left[:\ddot{\underset{..}{Br}}:\right]^- Mg^{2+} \left[:\ddot{\underset{..}{Br}}:\right]^-$$

知识迁移

1. 写出 K 、C 、O 的电子式。

2. 用电子式表示溴化钠、氯化钙、氧化钠的形成过程。

活泼的金属与活泼的非金属原子之间易形成离子键,那么非金属与非金属原子之间又是怎样结合的呢?

二、共 价 键

在氢分子中,两个氢原子吸引电子的能力相同,电子不能从一个原子转移到另一个原子,只能通过各提供一个电子形成一对共用电子对,达到最外层 2 个电子的稳定结构。像氢分子这样,原子间通过共用电子对所形成的化学键叫做共价键。

$$·H+·H = H:H$$

在 HCl 分子中,H 原子与 Cl 原子也是通过共价键相结合的,Cl 原子比 H 原子吸引电子的能力强,共用电子对偏向于 Cl 原子,偏离 H 原子,所以在 HCl 分子中 H 的化合价是+1,Cl 的化合价是-1。

$$\ddot{:}\overset{..}{Cl}\cdot + \cdot H = H \overset{..}{:}\overset{..}{Cl}\overset{..}{:}$$

当 N 原子与 H 原子结合时,N 原子最外层上有 5 个电子,要达到 8 个电子的稳定结构,还需要 3 个电子,每个 H 原子有 1 个电子,因此,1 个 N 原子可与 3 个 H 原子结合形成 NH_3 分子,其形成过程用电子式表示如下:

$$3H\cdot + \cdot \overset{..}{N}: = H\overset{..}{:}\overset{H}{\underset{..}{N}}\overset{..}{:}H$$

化学上常用一根短线表示一对共用电子对,这种式子叫做结构式。因此,H_2、HCl 的结构式为:

H—H　　　　　　H—Cl

✦✦✦知识迁移✦✦✦
画出 Cl_2、N_2、H_2O、CH_4 的电子式和结构式。

三、配 位 键

在一些化合物中,还存在着一种特殊的共价键。这种共价键的共用电子对是由其中的一个原子单独提供的,这种化学键叫做配位键。如 NH_3 和 H^+ 生成的 NH_4^+ 就是通过配位键形成的。

$$H^+ + H\overset{..}{:}\overset{H}{\underset{..}{N}}\overset{..}{:}H = \left[H\overset{..}{:}\overset{H}{\underset{H}{N}}\overset{..}{:}H\right]^+$$

非金属元素之间一般都是通过共价键结合而形成共价分子,如 HCl、H_2O、NH_3、CO_2、H_2、Cl_2 等,分子之间存在着较弱的作用力(图 1-3-2)。另外,原子可以通过共价键直接构成晶体,金刚石就是碳原子直接以共价键结合而形成的,原子之间存在着较强的作用力(图 1-3-3)。

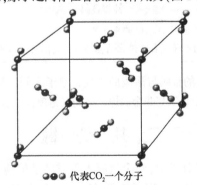
●○● 代表CO_2一个分子
图 1-3-2　固体二氧化碳的结构示意图

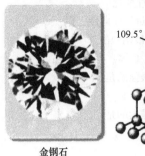
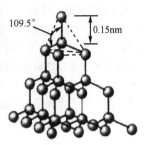
金钢石
图 1-3-3　金刚石的结构示意图

小　结

化学键	离子键	共价键
形成过程	得失电子	形成共用电子对
成键粒子	阴、阳离子	原子
实质	阴、阳离子间的静电作用	原子间通过共用电子对形成的相互作用

目 标 检 测

一、填空题
1. 化学键是_____。
2. 离子键是_____。
3. 共价键是_____。
4. 当_____元素和_____元素形成化合物时,易形成离子键。
5. 当_____元素和_____元素形成化合物时,易形成共价键。

二、选择题
1. 下列化合物中只有离子键的是(　　),只有共价键的是(　　)
A.O_2　　B. $CaCl_2$　　C. KOH　　D. NH_4Cl
2. 下列各组原子之间能以离子键结合的是(　　)
A. F 与 Ca　B. C 与 O　C. H 与 O　D. Cl 与 Cl

第4节　氧化还原反应

对于化学反应初中已经学过两种不同的分类方法。

根据反应物和生成物的类别以及反应前后物质的种类的多少,把化学反应分为化合反应、分解反应、置换反应和复分解反应(表 1-4-1)。

表 1-4-1　四种基本类型的反应

反应类型	表达式	举例
化合反应	A+B══AB	$C+O_2══CO_2\uparrow$　　$CaO+H_2O══Ca(OH)_2$
分解反应	AB══A+B	$2KClO_3\xrightarrow[\triangle]{催化剂}2KCl+3O_2\uparrow$　　$CaCO_3\xrightarrow{\triangle}CaO+CO_2\uparrow$
置换反应	A+BC══AC+B	$Fe+CuSO_4══FeSO_4+Cu$
复分解反应	AB+CD══AD+CB	$NaOH+HCl══NaCl+H_2O$

根据反应中物质是否得到氧或失去氧,把化学反应分为氧化反应和还原反应(表1-4-2)。

表1-4-2 氧化还原反应的分类

反应类型	得失氧的情况	举例
氧化反应	物质得到氧的反应	$C+O_2 \xlongequal{} CO_2$
还原反应	物质失去氧的反应	在$CuO+H_2 \xlongequal{\triangle} Cu+H_2O$ 的反应中,氧化铜失去氧而变成单质铜的反应。

下面我们从化合价的升降及电子的得失,来进一步学习氧化还原反应。

一、氧化还原反应

在氢气与氧化铜的反应中,氧化铜失去氧发生还原反应,氢气得到氧发生氧化反应,这两个截然相反的过程是在一个反应中同时发生的。

$$CuO + H_2 \xlongequal{\triangle} Cu + H_2O$$

得到氧,被氧化 / 失去氧,被还原

像这样一种物质被氧化,同时另一种物质被还原的反应叫做氧化还原反应。

我们从化合价的升降来分析一下这个反应。

$$\overset{+2}{Cu}O + \overset{0}{H_2} \xlongequal{\triangle} \overset{0}{Cu} + \overset{+1}{H_2}O$$

化合价升高,被氧化 / 化合价降低,被还原

从上面的化学反应方程式可以看出,氧化铜中铜的化合价由+2价降低到0价,我们说,氧化铜被还原了;同时氢元素的化合价由0价升高到了+1价,我们说氢被氧化了。

由此我们得出结论:物质所含元素的化合价升高的反应是氧化反应,物质所含元素的化合价降低的反应是还原反应。化合价有升降的化学反应是氧化还原反应。在同一个反应中有化合价升高,就有化合价降低,并且化合价升高的总数与化合价降低的总数是相等的。所以有氧化反应就有还原反应,它们共存于同一反应中。没有化合价升降的反应不是氧化还原反应。

在化学反应中无论有无得氧失氧,只要有化合价的升降就是氧化还原反应。

氧化还原反应的实质是什么呢?我们以钠与氯气的反应、氢气与氯气的反应为例来加以分析。

钠原子最外层上有1个电子,容易失去1个电子。氯原子最外层上有7个电子,容易得到1个电子。当钠与氯反应时,钠就把这个电子给了氯原子,结果钠变成了带1个单位正电荷的钠离子,氯变成了带1个单位负电荷的氯离子。

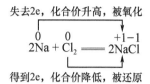

$$2Na + Cl_2 \xlongequal{} 2NaCl$$

失去2e,化合价升高,被氧化 / 得到2e,化合价降低,被还原

在氢气与氯气反应生成氯化氢的反应中,没有电子的得失,而是共用电子对的偏移,共用电子对偏离氢原子而偏向氯原子,在氯化氢中氢的化合价是+1,氯的化合价是-1。

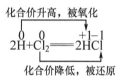

$$2H + Cl_2 \xlongequal{} 2HCl$$

化合价升高,被氧化 / 化合价降低,被还原

氧化还原反应的实质是,反应中有电子的转移(得失电子或共用电子对的偏移)。

考点提示:氧化还原反应中被氧化的物质、被还原的物质

知识迁移

分析表1-4-1中的各类反应,看看哪类反应一定是氧化还原反应,哪类反应一定不是氧化还原反应,哪类可能是也可能不是。

二、氧化剂和还原剂

在氧化还原反应中,化合价降低的物质是氧化剂,化合价升高的物质是还原剂。氧化剂具有氧化性,还原剂具有还原性。氧化剂、还原剂指的都是反应物。

在钠与氯的反应中,钠失去了电子,化合价升高,它是还原剂;氯得到了电子,化合价降低,它是氧化剂。

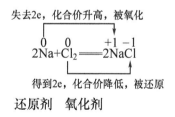

$$2Na + Cl_2 \xlongequal{} 2NaCl$$

失去2e,化合价升高,被氧化 / 得到2e,化合价降低,被还原

还原剂 氧化剂

知识迁移

分析表1-4-1中的氧化还原反应,指出反应中的氧化剂和还原剂。

在有些反应中,有的物质既是氧化剂又是还原剂。例如:

在 $Cl_2+H_2O = HCl+HClO$ 反应中,Cl_2既作氧化剂又作还原剂。

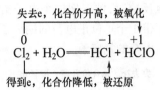

失去e，化合价升高，被氧化

$$\overset{0}{Cl_2} + H_2O == \overset{-1}{H}Cl + H\overset{+1}{C}lO$$

得到e，化合价降低，被还原

考点提示：氧化还原反应中的氧化剂和还原剂

链接

医药上常用的氧化剂和还原剂

1. 过氧化氢（H_2O_2）市售的过氧化氢是质量分数为30%的水溶液，常称为双氧水。在医药上常用的是3%的过氧化氢溶液，用作消毒剂。它有很强的杀菌能力，能急剧反应产生气泡冲掉患处的细菌和污物。有腐蚀性，使用时要注意。

2. 高锰酸钾（$KMnO_4$）高锰酸钾是紫黑色有蓝色光泽的固体，在医药上简称为PP粉，其水溶液呈紫红色，医药上用其稀溶液做外用局部消毒和除臭。

3. 硫代硫酸钠（$Na_2S_2O_3$）常用的是五水合硫代硫酸钠，具有还原性。在医药上，其水溶液可外用治疗疥疮、癣等皮肤病，还可作为一些重金属离子中毒时的静脉解毒药。

小　结

氧化还原反应	凡是反应前后化合价有改变的反应就是氧化还原反应
氧化反应	化合价升高的反应是氧化反应
还原反应	化合价降低的反应是还原反应
氧化剂	化合价降低的物质是氧化剂
还原剂	化合价升高的物质是还原剂
氧化还原反应的实质	反应中有电子的得失或共用电子对的偏移 得到的电子数=失去的电子数

目标检测

一、填空题

1. 氧化还原反应中，氧化剂化合价降低的总数与还原剂化合价升高的总数＿＿＿＿＿。

2. 氧化还原反应的标志是＿＿＿＿＿；实质是＿＿＿＿＿。

3. 在氧化还原反应中，我们将＿＿＿＿＿的物质称为氧化剂；将＿＿＿＿＿的物质称为还原剂。氧化剂具有＿＿＿＿＿，发生＿＿＿＿＿反应；还原剂具有＿＿＿＿＿性，发生＿＿＿＿＿反应。

二、选择题

1. 下列变化过程属于还原反应的是（　　）
   A.$HCl \rightarrow MgCl_2$
   B.$Na \rightarrow Na^+$
   C.$CO \rightarrow CO_2$
   D.$Fe^{3+} \rightarrow Fe$

2. 下列反应属于氧化还原反应的是（　　）
   A.$Fe_2O_3 + 6HCl == 2FeCl_3 + 3H_2O$
   B.$2NaOH + H_2SO_4 == 2Na_2SO_4 + 2H_2O$
   C.$Ca(OH)_2 + CO_2 == CaCO_3 + H_2O$
   D.$3Fe + 2O_2 \overset{\triangle}{==} Fe_3O_4$

三、指出下列氧化还原反应中的氧化剂和还原剂

1. $2KI + Br_2 == 2KBr + I_2$　氧化剂＿＿＿＿＿　还原剂＿＿＿＿＿

2. $KClO_3 + 6HCl == KCl + 3Cl_2 \uparrow + 3H_2O$　氧化剂＿＿＿＿＿　还原剂＿＿＿＿＿

3. $2Na + 2H_2O == 2NaOH + H_2 \uparrow$　氧化剂＿＿＿＿＿　还原剂＿＿＿＿＿

4. $Cl_2 + H_2O == HClO + HCl$　氧化剂＿＿＿＿＿　还原剂＿＿＿＿＿

第2章 溶 液

第1节 物质的量

日常生活中,我们都离不开水、食盐等生活必需品。如果我们每次喝180ml(质量约为180克)水,每天摄入5.85克食盐(NaCl),那么你知道有多少水分子、Na^+和Cl^-进入到我们的身体中吗?"物质的量"将会帮助我们解决这类有关宏观物质和微观粒子(分子、原子、离子、电子、质子等)之间的问题,因为"物质的量"是连接它们的桥梁和纽带。

一、物质的量的定义

物质的量(四个字缺一不可)与长度、时间、质量等一样,是国际单位制(SI)的七个基本物理量之一。

表2-1-1 国际单位制(SI)

物理量名称	物理量符号	单位名称	单位符号
长度	l	米	m
时间	t	秒	s
质量	m	千克	kg
温度	T	开[尔文]	K
发光强度	Iv	坎[德拉]	cd
电流	I	安[培]	A
物质的量	n	摩[尔]	mol

不同的物理量表示不同的物理意义。例如,长度是表示物体长短的物理量,温度是表示物体冷热程度的物理量,而物质的量是用来表示一定量的宏观物质中所含微观粒子数目多少的物理量。符号为n_B或$n(B)$。B表示这种微观粒子(基本单元)的化学式。

例如,氢原子的物质的量:n_H或$n(H)$

钠离子的物质的量:n_{Na^+}或$n(Na^+)$

硫酸(分子)的物质的量:$n_{H_2SO_4}$或$n(H_2SO_4)$

二、物质的量的单位

1. 物质的量的单位 每一个物理量都有其对应的单位,如,长度的单位为米,时间的单位为秒。1971年第十四届国际计量大会(CGPM)上规定:物质的量的单位是摩尔,简称为摩,符号是mol。

物质的量表示微观粒子数目的多少,那么1mol物质含有多少个微粒? 国际上规定:1mol任何粒子集体所含的粒子数与0.012kg ^{12}C所含的碳原子数相同,这个数值称为阿伏伽德罗常数(图2-1-1)。

0.012kg ^{12}C所包含的碳原子数到底是多少呢? 经大量实验测得其近似值为$6.02×10^{23}$。

阿伏伽德罗常数用符号N_A来表示,其单位是mol^{-1},所以$N_A≈6.02×10^{23}mol^{-1}$。

因此,可以说:1mol任何物质都含有阿伏伽德罗常数个微粒,约$6.02×10^{23}$个。

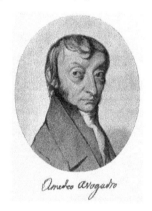

图2-1-1 阿伏伽德罗

考点提示:物质的量的单位 阿伏伽德罗常数

知识迁移

1. 判断正误,并说明理由。

1mol氧

1mol O

1mol H_2O

1mol 苹果

2. 1mol CO_2中有____mol C原子,____mol O原子。

2. n_B、N_A和N(微粒数)之间的关系 1mol水中有$6.02×10^{23}$(即N_A个)个水分子,那么2mol、3mol、0.5mol水中有多少水分子? 我们将其统计于表2-1-2中。

表2-1-2 不同物质的量H_2O分子数的计算

$n(H_2O)$	计算过程	$N(H_2O)$(个)
1mol		$6.02×10^{23}$
2mol	$2×6.02×10^{23}$	$1.204×10^{24}$
3mol	$3×6.02×10^{23}$	$1.806×10^{24}$
0.5mol	$0.5×6.02×10^{23}$	$3.01×10^{23}$

由以上练习,我们可以得出微粒数 N、阿伏伽德罗常数 N_A、物质的量 n_B 三者之间的关系为:$N=n_B \cdot N_A$ 或 $n_B = \dfrac{N}{N_A}$。

考点提示:n_B、N_A 和 N 三者之间的关系 $\left(n_B = \dfrac{N}{N_A}\right)$

知识迁移

1.204×10^{24} 个 H_2SO_4 的物质的量是＿＿＿mol,$n(H^+)$ ＝＿＿＿mol,$n(SO_4^{2-})$＝＿＿＿mol。

三、摩尔质量

1. 摩尔质量及其单位　我们将单位物质的量(即 1mol)的物质所具有的质量称为摩尔质量,也就是说,物质的摩尔质量是该物质的质量与该物质的物质的量之比,用符号 M_B 或 $M(B)$ 表示,即:$M_B = \dfrac{m_B}{n_B}$。

通常质量以 g 为单位,物质的量以 mol 为单位,因此,摩尔质量的常用单位是 g/mol。

表2-1-3　1mol 不同物质的质量和相对原子(分子)质量

微粒符号	1mol 物质含有的微粒数(个)	每个微粒的质量(g)	1mol 物质的质量(g)	相对原子(分子)质量
H_2O	6.02×10^{23}	2.990×10^{-23}	18	18
C	6.02×10^{23}	1.993×10^{-23}	12	12
Na^+	6.02×10^{23}	3.821×10^{-23}	23	23
H_2SO_4	6.02×10^{23}	1.628×10^{-22}	98	98

从表2-1-3中我们可以看出,1mol 不同物质中所含微粒(分子、原子或离子)的数目是相同的,但由于不同微粒的质量不同,因此,1mol 不同物质的质量也不同。若质量都以克为单位,1mol 物质的质量在数值上等于该种物质的相对原子(分子、离子)质量。所以,当摩尔质量以 g/mol 为单位时,在数值上等于该物质的相对原子(分子)质量。

例如,O 的相对原子质量是 16,所以 O 的摩尔质量为 16g/mol;

H_2O 的相对分子质量是 18,所以 H_2O 的摩尔质量为 18g/mol;

NaCl 的相对分子质量是 58.5,所以 NaCl 的摩尔质量为 58.5g/mol;

Na^+ 的相对原子质量是 23,所以 Na^+ 的摩尔质量为 23g/mol;

SO_4^{2-} 中各原子相对原子质量之和是 96,所以 SO_4^{2-} 的摩尔质量为 96g/mol;

由此可知,化学计算中,只要知道了物质的化学式,其摩尔质量也就已知了。

2. 摩尔质量的相关计算　由摩尔质量的定义 $M_B = \dfrac{m_B}{n_B}$,可知:$n_B = \dfrac{m_B}{M_B}$。

例2-1-1　计算 180g H_2O 的物质的量是多少? 有多少个 H_2O 分子?

已知:$m(H_2O) = 180g$,$M(H_2O) = 18g/mol$

求:(1)$n(H_2O) = ?$　(2)$N(H_2O) = ?$

解:(1)$n(H_2O) = \dfrac{m(H_2O)}{M(H_2O)} = \dfrac{180g}{18g/mol} = 10mol$

(2)$N(H_2O) = n(H_2O) \cdot N_A$
$= 10mol \times 6.02 \times 10^{23} mol^{-1}$
$= 6.02 \times 10^{24}(个)$

答:180g H_2O 的物质的量是 10mol,有 6.02×10^{24} 个 H_2O 分子。

例2-1-2　计算 5.85g NaCl 的物质的量是多少? 有多少个 Na^+ 和 Cl^-?

已知:$m(NaCl) = 5.85g$,$M(NaCl) = 58.5g/mol$

求:(1)$n(NaCl) = ?$

(2)$N(Na^+) = ?$　$N(Cl^-) = ?$

解:(1)$n(NaCl) = \dfrac{m(NaCl)}{M(NaCl)} = \dfrac{5.85g}{58.5g/mol} = 0.1mol$

(2)∵ $NaCl = Na^+ + Cl^-$
　　1mol　1mol　1mol

∴ $n(Na^+) = n(Cl^-) = n(NaCl) = 0.1mol$

∴ $N(Na^+) = n(Na^+) \cdot N_A$
$= 0.1mol \times 6.02 \times 10^{23} mol^{-1}$
$= 6.02 \times 10^{22}(个)$

∴ $N(Cl^-) = n(Cl^-) \cdot N_A$
$= 0.1mol \times 6.02 \times 10^{23} mol^{-1}$
$= 6.02 \times 10^{22}(个)$

答:5.85g NaCl 的物质的量是 0.1mol,有 6.02×10^{22} 个 Na^+ 和 6.02×10^{22} 个 Cl^-。

考点提示:摩尔质量的相关计算 $\left(n_B = \dfrac{m_B}{M_B}\right)$

链接

	$2NaOH$	$+$	H_2SO_4	$=$	Na_2SO_4	$+$	$2H_2O$
微粒个数	2个		1个		1个		2个
	$2 \times 6.02 \times 10^{23}$个		6.02×10^{23}个		6.02×10^{23}个		$2 \times 6.02 \times 10^{23}$个
物质的量	2mol		1mol		1mol		2mol

由此可知:化学反应方程式中各物质的系数比就是反应中各物质的物质的量之比。

知识拓展

气体摩尔体积

我们知道,物质的体积大小决定于构成该物质的微粒数目、微粒大小和微粒间的距离三个因素。

1mol 物质的体积称为摩尔体积(V_m)。由于 1mol 任何物质中微粒数目相同,都约为 $6.02×10^{23}$ 个,因此物质摩尔体积的大小就主要取决于构成物质的微粒的大小和微粒间的距离。

对于固态和液态物质,构成物质的微粒间的距离很小,其摩尔体积大小主要取决于微粒的大小,所以固态和液态物质的摩尔体积是不同的。

气态物质体积大小与固、液态物质不同,气体分子间的距离比分子本身大很多倍,所以气体分子间的距离是决定气体体积大小的主要因素。实验证明,在同温同压下,不同气体分子间的平均距离几乎是相同的,即摩尔体积几乎相等。

实验测得:在标准状况(温度为 0℃,压强为 101.3 kPa)下,1 摩尔任何气体所占有的体积都约为 22.4L,把这个值称为气体摩尔体积(用符号 $V_{m,0}$ 表示)。记为 $V_{m,0}=22.4$ L/mol。

对于气态物质,在标准状态下的体积 V、物质的量 n 与气体摩尔体积 $V_{m,0}$ 之间的关系为 $n=\dfrac{V}{V_{m,0}}$。

在相同状况下,若比较气体物质的量 n 或分子数目 N 的大小,只要比较它们的体积大小即可。

小　结

掌握三个定义	物质的量	1. "物质的量"表示微观粒子数目的多少。这四个字是一个整体,不能多字、少字,不能拆分。 2. 物质的量的单位是摩尔。(1mmol = 10^{-3}mol) 3. 使用时要用化学式指明微粒的种类。
	阿伏伽德罗常数	1. 0.012kg ^{12}C 所含的碳原子数称为阿伏伽德罗常数。 2. $N_A≈6.02×10^{23}$ mol^{-1}
	摩尔质量	1. 1mol 物质所具有的质量称为摩尔质量。 2. 以 g/mol 为单位时,摩尔质量在数值上等于该物质的相对原子(分子)质量。
理解两个公式	$n_B=\dfrac{N}{N_A}$ $n_B=\dfrac{m_B}{M_B}$	微观 宏观 微粒个数 物质的量 质量 $\dfrac{N}{N_A}=n_B=\dfrac{m_B}{M_B}$ 阿伏伽德罗常数　摩尔质量

目标检测

一、填空题

1. 物质的量的符号是_____,单位是_____,简称为_____,单位的符号是_____。

2. 阿伏伽德罗常数的符号是_____,数值是_____,单位是_____。

3. 摩尔质量的符号是_____,常用单位是_____。

4. 任何物质的摩尔质量若以_____为单位,其数值就等于该物质的_____;H_2O 的摩尔质量为_____,H_2SO_4 的摩尔质量为_____。

5. 氯化钠的摩尔质量 $M(NaCl)=$_____,0.5mol NaCl 的质量 $m(NaCl)=$_____。

6. 氢氧化钠的摩尔质量 $M(NaOH)=$_____,20g NaOH 的物质的量 $n(NaOH)=$_____。

二、选择题

1. 阿伏伽德罗常数的数值是(　　)
   A. $6.02×10^{24}$　　　　　　B. $3.01×10^{23}$
   C. $6.02×10^{22}$　　　　　　D. $6.02×10^{23}$

2. 下列叙述正确的是(　　)
   A. 摩尔是物质质量的单位　B. 摩尔是物质数量的单位
   C. 1mol H_2O 的质量是 18g　D. 氧气的摩尔质量是 32g

3. 符号 M_B 表示的物理量是(　　)
   A. 质量浓度　　　　　　　B. 物质的量
   C. 物质质量　　　　　　　D. 摩尔质量

4. 符号 n_B 表示的物理量是(　　)
   A. 质量浓度　　　　　　　B. 物质的量浓度
   C. 物质的量　　　　　　　D. 体积分数

5. 物质的量是表示(　　)
   A. 物质数量的量　　　　　B. 物质质量的量
   C. 物质粒子数目的物理量　D. 物质单位的量

6. 下列说法中,正确的是(　　)
   A. 1mol O 的质量是 32g/mol
   B. OH^- 的摩尔质量是 17g
   C. 1mol H_2O 的质量是 18g/mol
   D. CO_2 的摩尔质量 44g/mol

7. Na 的摩尔质量为(　　)
   A. 23　　　B. 23g　　　C. 23mol　　　D. 23g/mol

8. 下列物质中,物质的量为 1.5mol 的是(　　)
   A. 147g H_2SO_4　B. 22g CO_2　C. 5g H_2　D. 80g NaOH

9. 下列物质各 1mol,质量最大的是(　　)
   A. H_2　　　　B. HCl　　　　C. NH_3　　　　D. H_2O

10. 中和 20g NaOH,需要 H_2SO_4 的物质的量是(　　)
    A. 0.25mol　　B. 0.4mol　　C. 0.5mol　　D. 1mol

三、计算题

1. 58.5g NaCl 物质的量是多少?

2. 经测定,成人在平静呼吸时,每小时呼出 CO_2 约为 0.5mol,问呼出 CO_2 质量是多少?

3. 完全中和 6g NaOH 需要多少摩尔的 H_2SO_4?

第2节　溶液的浓度

溶液与医学有着密切的联系。例如,人体内的血液、细胞内液、细胞外液以及其他体液都是溶液。而人的生命活动中有许多化学反应都是在溶液中进行的,如营养物质的消化、吸收等都与溶液有关。

溶液就是一种或一种以上的物质(溶质)以分子或离子形式分散于另一种物质(溶剂)中形成的均一、稳定的混合物。也就是说溶液由溶质和溶剂两部分组成。

我们知道溶液有浓溶液、稀溶液之分,那么如何定量表示溶液的浓稀呢?用溶液的浓度。

$$溶液的浓度 = \frac{溶质的量}{溶液的量}$$

其中溶质的量可用质量、物质的量、体积等来表示;溶液的量也可用质量、体积等来表示。人们根据不同的需要和使用的方便采用不同的量,所以溶液浓度的表示方法有很多种。即使是同一种溶液,采用不同的量,浓度的表示方法也不同。

化学和医药卫生行业中常用的溶液浓度表示方法有:物质的量浓度、质量浓度、体积分数和质量分数。

一、物质的量浓度

物质的量浓度简称为浓度,指溶质 B 的物质的量 n_B 与溶液体积 V 之比,用符号 c_B 表示,即 $c_B = \frac{n_B}{V}$。

物质的量浓度的常用单位是 mol/L 或 mmol/L(1mol/L = 1000mmol/L)。

世界卫生组织(WHO)提议,在医学上凡是已知相对分子质量的物质,都要用物质的量浓度来表示其浓度。

物质的量浓度的相关计算有以下三种。

1. 已知溶质的物质的量,求物质的量浓度。

例 2-2-1　将 0.1mol NaOH 溶于水配成 500ml 溶液,求溶液的物质的量浓度。

已知:$n(NaOH) = 0.1mol, V = 500ml = 0.5L$

求:$c(NaOH) = ?$

解:$c(NaOH) = \frac{n(NaOH)}{V} = \frac{0.1mol}{0.5L} = 0.2mol/L$

答:溶液的物质的量浓度为 0.2mol/L。

2. 已知溶质的质量、溶液的体积,求物质的量浓度。

例 2-2-2　临床上给患者输液时采用的生理盐水(NaCl 的水溶液)的规格是:0.5L 的生理盐水中含有 4.5g NaCl,计算生理盐水的物质的量浓度为多少?

已知:$m(NaCl) = 4.5g, V = 0.5L, M(NaCl) = 58.5g/mol$

求:$c(NaCl) = ?$

解:$c(NaCl) = \frac{n(NaCl)}{V} = \frac{m(NaCl)}{M(NaCl)}/V$

$= \frac{4.5g}{58.5g/mol}/0.5L \approx 0.154mol/L$

答:生理盐水的物质的量浓度约为 0.154mol/L。

3. 已知溶液物质的量浓度、溶液的体积,求溶质的质量。

例 2-2-3　配制 500mL 0.1mol/L NaOH 溶液,需称量固体 NaOH 多少克?

已知:$c(NaOH) = 0.1mol/L, V = 500ml = 0.5L,$
　　　$M(NaOH) = 40g/mol$

求:$m(NaOH) = ?$

解:$\because c(NaOH) = \frac{n(NaOH)}{V} = \frac{m(NaOH)}{M(NaOH)}/V$

$\therefore m(NaOH) = c(NaOH) \cdot M(NaOH) \cdot V$
　　　　　　$= 0.1mol/L \times 40g/mol \times 0.5L = 2g$

答:需称量固体 NaOH 2 克。

考点提示:物质的量浓度的相关计算

人体血液中含有一定浓度的葡萄糖,简称血糖。血糖是供给人体活动的主要能量来源,人体在正常情况下的空腹血糖是 3.9~6.1mmol/L。

二、质量浓度

质量浓度指溶质 B 的质量 m_B 与溶液体积 V 之比,用符号 ρ_B 表示,即 $\rho_B = \frac{m_B}{V}$。

在化学和医学上质量浓度的单位常用 g/L 或 mg/L 表示(1g/L = 1000mg/L)。

质量浓度 ρ_B 一定要用下角标或者括号表明基本单元,避免与密度符号 ρ 混淆。

例 2-2-4　临床上治疗酸中毒常用乳酸钠($NaC_3H_5O_3$)注射针剂,规格是每支 20ml 中含乳酸钠的质量是 2.24g,计算该乳酸钠注射针剂的质量浓度为多少?

已知:$m(NaC_3H_5O_3) = 2.24g, V = 20ml = 0.02L$

求:$\rho(NaC_3H_5O_3) = ?$

解:$\rho(NaC_3H_5O_3) = \frac{m(NaC_3H_5O_3)}{V} = \frac{2.24g}{0.02L} = 112g/L$

答:该乳酸钠注射针剂的质量浓度是 112g/L。

考点提示:质量浓度的相关计算

世界卫生组织(WHO)提议:在注射液的标签上要同时写明质量浓度和物质的量浓度,如静脉注射用的生理盐水(氯化钠注射液)$\rho(NaCl) = 9g/L, c(NaCl) = 0.154mol/L$。

三、体 积 分 数

体积分数是指在相同的温度和压力下,溶质 B 的体

积 V_B 与溶液体积 V 之比,用符号 φ_B 表示,即 $\varphi_B = \dfrac{V_B}{V}$。

体积分数的量纲为1,也可以说单位是1,用小数或百分数来表示。

当溶质在常温、常压下是液态时,临床上常用体积分数来表示这种溶液的浓度。如临床上用的消毒酒精的体积分数为 $\varphi_B = 0.75$ 或 $\varphi_B = 75\%$,它表示的物理意义是 100ml 消毒酒精中,含纯酒精(乙醇)75ml。

注意:体积分数常用于溶质为液体的溶液,近似计算时常忽略混合过程中产生的体积变化。

考点提示:酒精体积分数的表示及意义

四、质量分数

通常,试剂过氧化氢商品标签上在标识浓度的时候,往往只会写一个百分数上去,例如,H_2O_2:30%,如图 2-2-1。这个用来标识浓度的百分数表示的是不是过氧化氢的体积分数呢? 不是。通常在化学中,若以"%"形式表示而又不特别注明,一般指溶液的质量分数。

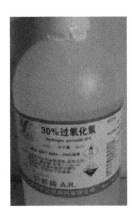

图 2-2-1

质量分数指溶质 B 的质量 m_B 与溶液的质量 m 之比,用符号 ω_B 来表示,即 $\omega_B = \dfrac{m_B}{m}$。

质量分数的量纲和体积分数一样也是1,也可以说单位是1,用小数或百分数来表示。例如:工业浓硫酸的质量分数是 $\omega_B = 0.98$ 或 $\omega_B = 98\%$。即 100g 浓硫酸溶液中含纯硫酸是 98g。

考点提示:质量分数的表示意义

小 结

溶液浓度表示方法	物质的量浓度	质量浓度	体积分数	质量分数
定义	溶质 B 的物质的量 n_B 与溶液体积 V 之比	溶质 B 的质量 m_B 与溶液体积 V 之比	溶质 B 的体积 V_B 与溶液体积 V 之比	溶质 B 的质量 m_B 与溶液的质量 m 之比
表示符号	c_B	ρ_B	φ_B	ω_B
定义公式	$c_B = \dfrac{n_B}{V}$	$\rho_B = \dfrac{m_B}{V}$	$\varphi_B = \dfrac{V_B}{V}$	$\omega_B = \dfrac{m_B}{m}$
常用单位	mol/L	g/L	1	1

目标检测

一、填空题

1. 0.15mol/L 的 NaCl 溶液中 Na^+ 的物质的量浓度是_____,Cl^- 的物质的量浓度是_____。

2. 消毒酒精中溶质是_____,溶剂是_____。

二、选择题

1. 生理盐水的质量浓度为( )
   A. 19g/L　　B. 19mol/L　　C. 0.9g/L　　D. 9g/L

2. 生理盐水的物质的量浓度为( )
   A. 0.154mol/L　　　　B. 0.154g/L
   C. 1.54mol/L　　　　D. 1.54g/L

3. 从 200ml 1.5mol/L NaOH 溶液中取出 50ml,剩余溶液的物质的量浓度为( )
   A. 6mol/L　　B. 3mol/L　　C. 2mol/L　　D. 1.5mol/L

4. 1L NaOH 溶液中含有 20g NaOH,该溶液物质的量浓度为( )
   A. 0.05mol/L　　　　B. 0.5mol/L
   C. 0.4mol/L　　　　D. 0.01mol/L

5. 配 0.1mol/L NaCl 溶液 250ml,需称 NaCl 的克数为( )
   A. 1.42　　B. 1.44　　C. 1.46　　D. 1.48

三、计算题

1. 将 4g NaOH 溶于水配制成 250ml 溶液,求该溶液的物质的量浓度和质量浓度。

2. 临床上使用 0.154mol/L 生理盐水 0.5L,其中含有 NaCl 多少克?

第3节　溶液浓度的换算和溶液的配制与稀释

一、质量浓度与物质的量浓度之间的换算

由于配制溶液时使用质量浓度比较方便,而进行有关化学反应计算时使用物质的量浓度比较方便,所以我们经常就会遇到质量浓度与物质的量浓度之间的换算问题。

因为　$c_B = \dfrac{n_B}{V}$　　$n_B = \dfrac{m_B}{M_B}$　　$\rho_B = \dfrac{m_B}{V}$,

所以　$c_B = \dfrac{n_B}{V} = \dfrac{m_B}{M_B V} = \dfrac{\rho_B}{M_B}$

即质量浓度与物质的量浓度之间的换算关系式为:

$$c_B = \dfrac{\rho_B}{M_B}　\text{或}　\rho_B = c_B \cdot M_B$$

考点提示:ρ_B 与 c_B 之间的换算

例 2-3-1　患者在临床需要大量补液时,常用的

是 9g/L NaCl 溶液(生理盐水),试计算生理盐水的物质的量浓度。

已知:$\rho(NaCl) = 9g/L$,$M(NaCl) = 58.5g/mol$,

求:$c(NaCl) = ?$

解:$c(NaCl) = \dfrac{\rho(NaCl)}{M(NaCl)} = \dfrac{9g/L}{58.5g/mol} \approx 0.154mol/L$

答:生理盐水的物质的量浓度约为 0.154mol/L。

考点提示:生理盐水的浓度

二、溶液的配制与稀释

溶液的配制是用固体溶质直接配制一定浓度的溶液,溶液的稀释是用一定浓度的浓溶液配制所需浓度的稀溶液。

1. 固体溶质直接配制一定浓度的溶液 一般需要 7 个步骤:计算→称量→溶解→转移和洗涤(转容)→定容→摇匀→装瓶贴签。

例 2-3-2 配制 100ml 9g/L NaCl 溶液。

(1)计算:$\because \rho_B = \dfrac{m_B}{V}$

$\therefore m(NaCl) = \rho(NaCl) \cdot V$

$= 9g/L \times 0.1L = 0.9g$

(2)称量:用天平称量 0.9g NaCl。

(3)溶解:将已称量的 NaCl 倒入小烧杯中,加入适量蒸馏水,用玻璃棒搅拌使之完全溶解。

(4)转移和洗涤:将已溶解的 NaCl 溶液通过玻璃棒引流至 100ml 容量瓶中,并用蒸馏水洗涤小烧杯和玻璃棒 2~3 次,将洗涤液一并转移至容量瓶中(图 2-3-1)。

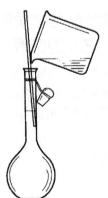

图 2-3-1　转容和洗涤

(5)定容:向容量瓶中继续加蒸馏水至距刻度线 1~2cm 处,改用胶头滴管逐滴滴加,直到液体凹液面最低处与刻度线水平相切(图 2-3-2)。

(6)混匀:塞紧容量瓶瓶塞,用食指顶住瓶塞,另一只手的手指托住瓶底,将容量瓶上下颠倒 10~20 次,混合均匀(图 2-3-3)。

(7)装瓶贴签:将配制好的溶液倒入试剂瓶中,贴上标签后保存(容量瓶不能保存溶液)。

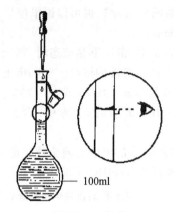

图 2-3-2　定容

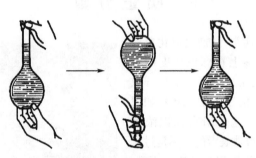

图 2-3-3　混匀

考点提示:固体溶质直接配制溶液的操作步骤

2. 溶液的稀释 在日常生活和实验中,常需要向一定浓度的浓溶液中加入一定量的溶剂(水)成为我们所需要浓度的稀溶液,这一过程称为溶液的稀释。稀释过程中,由于加入了溶剂,从而溶液的体积增大,溶液的浓度减小,但溶质的量(溶质的物质的量、质量、体积等)不变。这就是溶液稀释的实质,即稀释定律:

稀释前溶质的量=稀释后溶质的量

稀释前溶液的浓度×稀释前溶液的体积=稀释后溶液的浓度×稀释后溶液的体积

由此可得稀释公式为:$c_1 \cdot V_1 = c_2 \cdot V_2$

(c 表示浓度,可以是 c_B、ρ_B 或 φ_B)

使用这一稀释公式时,一定要注意:浓度的表示方法要前后一致,体积的单位要前后一致。

溶液的稀释通常有 5 个步骤:计算→量取→稀释定容→混匀→装瓶贴签。

例 2-3-3 用 95% 的医用酒精配制 100ml 75% 的消毒酒精。

(1)计算:据稀释定律 $\varphi_{B_1}V_1 = \varphi_{B_2}V_2$

$\therefore 0.95V_1 = 0.75 \times 100ml$

$\therefore V_1 \approx 78.9ml$

(2)量取:用 100ml 量筒准确量取 78.9ml 医用酒精。

(3)稀释定容:用玻璃棒将蒸馏水引流至量筒

中,至距刻度线 1~2cm 处,改用胶头滴管逐滴滴加,直到液体凹液面最低处与 100ml 刻度线水平相切。

(4) 混匀:用玻璃棒搅拌均匀。

(5) 装瓶贴签:将配制好的消毒酒精倒入试剂瓶中,贴上标签后保存(量筒不能保存溶液)。

考点提示:溶液稀释定律 消毒酒精的配制

小 结

ρ_B 与 c_B 的换算	$c_B = \dfrac{\rho_B}{M_B}$ 或 $\rho_B = c_B \cdot M_B$	
	生理盐水 ($NaCl$ 溶液)	$\rho(NaCl) = 9g/L$, $c(NaCl) = 0.154mol/L$
溶液的配制和稀释	固体溶质直接配制溶液	计算→称量→溶解→转移和洗涤(转容)→定容→混匀→装瓶贴签
	溶液的稀释	稀释定律:稀释前后"溶质的量"不变。(溶质的 n_B、m、V 不变)
		溶液的稀释 $c_1 \cdot V_1 = c_2 \cdot V_2$
		计算→量取→稀释定容→混匀→装瓶贴签

目标检测

一、填空题

1. 将 4g NaOH 固体溶于水配成 500ml 溶液,该溶液的质量浓度为_____,物质的量浓度为_____。从配好的溶液中取出 100ml,其中含有 NaCl_____g。将取出的溶液加水稀释至 1000ml,则稀释后溶液的物质的量浓度是_____。

2. 稀释定律的实质是稀释前后_____不变,稀释公式是_____,使用稀释公式时应注意等式两边溶液的浓度单位和_____要一致。

3. 溶液配制的基本操作步骤:_____、_____、_____、_____、_____、_____、_____。

二、简答题

如何用 0.95 的医用酒精配制体积分数 0.75 的消毒酒精 100ml?

第4节 胶体和高分子溶液

胶体在医学上有特殊的实际意义。在人体生命过程中,构成机体组织和细胞的基础物质,如蛋白质、核酸、糖原等都是胶体物质。体液,如血液、细胞内液、淋巴液等也都具有胶体性质。在药物制备、使用、保管的各个环节都涉及大量的胶体问题。因而对于医学工作者来说,必须学习胶体的一些基本原理和基础知识。

一、分 散 系

1. **分散系的定义** 分散系是指一种或几种物质以细小颗粒分散在另一种物质里所形成的体系。其中,被分散的物质称为分散质,容纳分散质粒子的物质称为分散剂。例如,生理盐水是一种分散系,其中 NaCl 是分散质,水是分散剂。

2. **分散系的分类** 根据分散质粒子的大小,可分为分子或离子分散系、胶体分散系和粗分散系(表 2-4-1)。

表 2-4-1 按分散质粒子大小分类的各种分散系

分散质粒子直径	分散系类型		分散质粒子	实例
<1nm	分子或离子分散系(真溶液,简称溶液)		小分子或离子	葡萄糖溶液
1~100nm	胶体分散系	胶体溶液(溶胶)	胶粒(分子或离子聚集体)	氢氧化铁溶胶
		高分子溶液	单个高分子	蛋白质溶液
>100nm	粗分散系	液体小液滴	乳浊液	乳汁
		固体小颗粒	悬浊液	黄河水、炉甘石洗剂

二、胶 体 溶 液

胶体的胶粒是由数目巨大的分子或离子聚集成的聚集体。直径为 1~100nm 的胶粒分散在分散介质中而形成的。

(一) 胶体溶液的性质

1. **丁达尔现象** 1869 年,丁达尔(Tyndall)在研究胶体时,他将一束光线照射到透明的溶胶上,在与光线垂直方向上观察到一条发亮的光柱。这一现象称为丁达尔现象。

例如,雨后彩虹、海市蜃楼、森林中的晨曦等都是丁达尔现象(图 2-4-1)。这是胶体所特有的现象,因此,可以用丁达尔现象来鉴别溶液与胶体(图 2-4-2、图 2-4-3)。

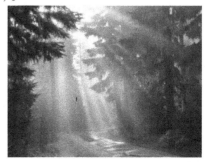

图 2-4-1 森林的晨曦

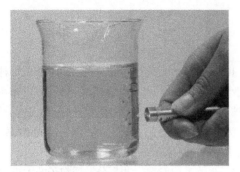

图 2-4-2　硫酸铜溶液

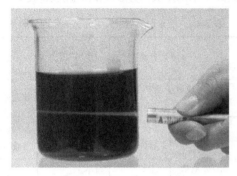

图 2-4-3　Fe(OH)₃ 胶体

考点提示：丁达尔现象

2. 布朗运动　将一束强光透过溶胶并在光的垂直方向用超显微镜观察，可以观测到溶胶中的胶粒在介质中不停地做不规则的运动，这种运动方式称为布朗运动（图 2-4-4）。

运动着的胶粒可使其本身不下沉，因此，布朗运动是溶胶稳定的因素之一。

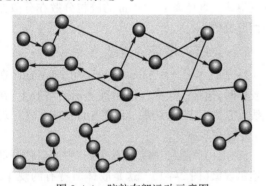

图 2-4-4　胶粒布朗运动示意图

3. 电泳现象　在一 U 形管内注入棕红色的氢氧化铁溶胶，小心地在溶胶液面上注入无色电解质溶液，使溶胶与电解质溶液间保持清晰的界面，并使溶胶液面在同一水平高度。在电解质溶液中插入电极，接通直流电，过一段时间可见 U 形管内阴极一侧的颜色加深而阳极一侧颜色变浅，说明胶粒向阴极一侧移动。这种在外电场作用下，带电胶粒在介质中向与其所带电荷相反的电极方向的定向移动的现象称为电泳现象（图 2-4-5）。

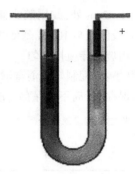

图 2-4-5　Fe(OH)₃ 溶胶的电泳实验

电泳现象说明胶粒带有电荷。从电泳的方向可以判断胶粒所带电荷。一般情况，金属氢氧化物、金属氧化物的胶粒带正电，向负极迁移，称为正溶胶；非金属氧化物、金属硫化物的胶粒带负电，向正极迁移，称为负溶胶。

临床检验中，电泳现象常用于分离血清中各种蛋白质以及尿液和脊髓中的蛋白质，为疾病的诊断提供依据。

4. 吸附作用　胶体粒子很小、总表面积很大，因此胶粒具有强烈的吸附作用，从而使溶胶中的胶粒表面形成一层相对稳定的水化膜。

（二）溶胶的稳定性和聚沉

1. 溶胶的稳定性　胶粒带电及胶粒表面的水化膜是溶胶稳定的两个主要因素。

2. 溶胶的聚沉　如果破坏溶胶的稳定因素，使胶粒聚集而引起溶胶沉降析出的现象，称为溶胶的聚沉。

在溶胶中加入少量电解质或加入带相反电荷的溶胶，都可以导致溶胶的聚沉。

三、高分子化合物溶液

1. 高分子溶液　高分子化合物指相对分子质量在 1 万以上，甚至高达几百万的大分子化合物。自然界中就存在大量的高分子化合物，如蛋白质、核酸、糖原等与生命有关的生物高分子。随着科学技术的不断进步发展，人们又合成了大量的高分子化合物，如橡胶、淀粉、动植物胶、人工合成的各种树脂等。

高分子溶液就是高分子化合物溶解在适当的溶剂中所形成的溶液。

2. 高分子溶液的特性　高分子溶液由于其溶质的颗粒大小与溶胶粒子相近，同属于胶体分散系，与溶胶性质有相似之处，但也有区别。溶液、溶胶和高分子溶液性质比较见表 2-4-2。

表 2-4-2 溶液、溶胶和高分子溶液性质比较

性质	溶液	溶胶	高分子溶液
分散相粒子	单个分子、离子	分子或离子聚集体	单个高分子
粒子直径	<1nm	1~100nm	1~100nm
扩散速率	快	慢	慢
半透膜	能透过	不能透过	不能透过
丁达尔现象	很微弱	明显	微弱
体系稳定性	均匀稳定	相对稳定	均匀稳定
加入电解质	稳定	少量即发生聚沉	大量时发生聚沉
黏度	小	小	大

3. 高分子化合物对溶胶的保护作用　由于高分子化合物溶液比较稳定,在溶胶中加入适量的高分子化合物溶液,能显著提高溶胶对电解质的稳定性,这种现象称为高分子化合物对溶胶的保护作用。

例如,正常人血清中的 $CaCO_3$、$Ca_3(PO_4)_2$ 都是以溶胶的形式存在,并被蛋白质等高分子所保护,所以它们能在血清中稳定存在而不聚沉。但当发生一些疾病使血液中蛋白质减少时,就会使这些难溶盐的溶胶发生聚沉,沉积在胆、肾等器官中形成了胆、肾结石。

医学临床上用于胃、肠道造影的硫酸钡合剂,使用时会在其胶体溶液中加入适量的高分子化合物西黄蓍,以防止硫酸钡细粉下沉。当患者口服后,硫酸钡胶浆就能均匀的黏在胃、肠壁上形成薄膜,利于造影检查。

小　结

胶体分散系	定义	分散质粒子直径在 1~100nm 的分散系	
	分类	胶体溶液	定义	以胶粒(数目巨大的分子或离子聚集体)为分散质粒子,分散在分散剂中而形成的分散系
			特性	透明度不一、不均匀、相对稳定、不易聚沉、不能透过半透膜、能透过滤纸 丁达尔现象、布朗运动、电泳现象、吸附作用
		高分子溶液	定义	以单个高分子为分散质粒子,分散在分散剂中而形成的分散系
			特性	透明、均匀、稳定、不聚沉、不能透过半透膜但能透过滤纸

目标检测

一、填空题

1. 一种或几种物质以细小颗粒分散在另一种物质里所形成的体系称为_____,其中_____称为分散质,_____称为分散剂。

2. 根据分散质粒子的大小不同,分散系可分为:_____分散系、_____分散系和_____分散系。微粒直径小于 1nm 的是_____分散系。

3. $Fe(OH)_3$ 胶体呈红褐色,插入两个电极,通直流电一段时间,阴极附近的颜色逐渐变深,这种现象叫_____。

4. 强光通过 $Fe(OH)_3$ 胶体,可看到光带,这种现象叫_____。

二、选择题

1. 三种分散系的根本区别是（　　）

　　A. 是否有大量分子或离子的集合体

　　B. 分散质微粒直径的大小

　　C. 是否能通过滤纸或半透膜

　　D. 是否透明、均一、稳定

2. 下列有关胶体的叙述中,正确的是（　　）

　　A. 因为胶体粒子带有电荷,所以胶体是电解质

　　B. 胶体粒子不能通过半透膜

　　C. 胶体粒子介于 10~100nm

　　D. 胶体都是液态物质

3. 分散质的微粒直径约为 $2×10^{-8}m$ 的分散系是（　　）

　　A. 胶体　　B. 溶胶　　C. 乳浊液　　D. 悬浊液

4. 下列胶体粒子带正电荷的是（　　）

　　A. 硅酸溶胶　　　　B. 氯化银溶胶

　　C. 氢氧化铁溶胶　　D. 硫化砷溶胶

5. 鉴别 $FeCl_3$ 溶液和 $Fe(OH)_3$ 胶体最简单的方法是（　　）

　　A. 过滤　　B. 电泳　　C. 丁达尔现象　　D. 渗析

第5节　渗透现象和渗透压

你知道为什么淡水鱼不能在海水中养殖？临床上大量输液时为什么常用 9g/L 的 NaCl 溶液和 50g/L 的葡萄糖溶液,而不用其他浓度的溶液？尿毒症患者做透析、海水淡化等又用到了什么原理？这些都与渗透有关。

一、渗透现象和渗透压

1. 渗透现象　我们向一杯水中滴入一滴红墨水,一段时间后,红色的墨水会均匀地分布在水中,这一现象称为扩散。

渗透现象是一种特殊的扩散,可以看作是在一定条件下的定向扩散。

如图 2-5-1(a)所示,在一洁净、干燥的 U 形管中放置一半透膜。半透膜是一种只允许较小的溶剂分子(H_2O 分子)通过,而不允许溶质分子通过的薄膜。生物体内的细胞膜、膀胱膜、肠衣、毛细血管壁,以及人造羊皮纸、玻璃纸、火棉胶膜等,都是半透膜。

在 U 形管左侧装入一定体积的纯水,右侧装入相同体积的蔗糖溶液。我们观察到纯水一侧液面逐渐

下降,而蔗糖溶液一侧液面逐渐升高;一段时间后,液面高度不再变化,如图2-5-1(b)。为什么会发生这样的现象?

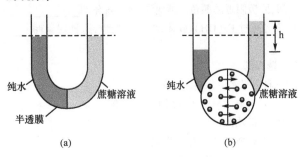

图2-5-1　溶液的渗透现象

这是由于半透膜两侧的水分子可以自由通过,且开始时,单位时间内纯水中的水分子通过半透膜进入蔗糖溶液的数量比蔗糖溶液中水分子进入纯水的量多,所以纯水中的部分水分子转移到了蔗糖溶液中,使蔗糖溶液的液面逐渐升高。当两侧水分子通过半透膜的数量相等时,两个液面的高度不再变化,达到一个动态平衡状态。

半透膜两侧单位体积内水分子数不同,即溶液中溶质粒子浓度不同。像这种由于半透膜两侧溶质粒子浓度的不同,使溶剂分子通过半透膜自发地由纯溶剂进入溶液或由浓度较低溶液向浓度较高溶液方向扩散的现象,称为渗透现象,简称渗透。

上述实验可以看出,溶液发生渗透现象有两个条件:一是有半透膜存在;二是半透膜两侧溶液中溶质粒子浓度不同。渗透现象发生时,水分子从溶质粒子浓度较小的溶液一侧渗透到溶质粒子浓度较大的溶液一侧。

考点提示:渗透现象发生的条件　渗透方向

2. 渗透压　如果要阻止渗透现象的发生,就要在蔗糖溶液上方施加一定的压力。也就是说,当溶液与溶剂用半透膜隔开时,为了使溶剂不渗入溶液就必须在溶液液面上施加一压力。像这样为阻止渗透现象的发生,在溶液液面上方施加的额外压力,就是溶液所具有的渗透压(图2-5-2)。

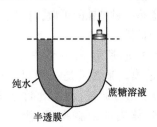

图2-5-2　溶液的渗透压

任何溶液都有渗透压,但是如果没有半透膜将溶液与纯溶剂隔开,渗透压即无法体现。

二、低渗溶液、等渗溶液和高渗溶液

化学上,低渗溶液、等渗溶液和高渗溶液是相对的。渗透压相等的溶液互称为等渗溶液;渗透压不相等时,渗透压较小的溶液称为低渗溶液;渗透压较高的溶液称为高渗溶液。

三、渗透压与渗透浓度的关系

实验证明:在一定温度下,溶液的渗透压与单位体积溶液中溶质粒子(分子或离子)的数目成正比,而与溶质的性质无关。

单位体积溶液中溶质粒子的数目即溶质粒子总浓度,医学上称为渗透浓度,用符号c_{os}表示,常用单位是mmol/L。

所以比较溶液渗透压大小即比较渗透浓度大小,渗透浓度越大,渗透压越大;渗透浓度越小,则渗透压越小。

渗透浓度的计算关键是溶液中溶质粒子浓度的计算,而溶液中溶质粒子浓度的计算必须分清电解质和非电解质。

医学中常见的NaCl等盐类是强电解质,溶液中的溶质粒子是强电解质完全解离得到的离子,所以盐类(强电解质)的渗透浓度(c_{os})就是各离子浓度之和。葡萄糖等糖类是非电解质,在水溶液中不解离,溶液中的溶质粒子是分子,所以糖类(非电解质)的渗透浓度(c_{os})就是其物质的量浓度c_B。

注意:c_B必须以mmol/L为单位,等式才成立。

例2-5-1　比较相同温度下0.1mol/L NaCl溶液与0.1mol/L葡萄糖溶液渗透压的大小。

解 $\because$ NaCl$==$Na$^+$+Cl$^-$(强电解质)

$\therefore c_{os}(NaCl) = c(Na^+) + c(Cl^-)$

$\qquad = 0.2mol/L = 200mmol/L$

$\because$ 葡糖糖为非电解质,在溶液中以分子形式存在

$\therefore c_{os}(葡萄糖) = c(葡萄糖) = 0.1mol/L$

$\qquad\qquad\quad = 100mmol/L$

$\therefore$ 0.1mol/L NaCl溶液c_{os}>0.1mol/L葡萄糖溶液c_{os}

$\therefore$ 0.1mol/L NaCl溶液渗透压 >0.1mol/L葡萄糖溶液渗透压

四、渗透现象在医学中的应用

(一) 医学中的低渗溶液、等渗溶液和高渗溶液

医学上以正常人体血浆的渗透浓度为标准确定低渗、等渗和高渗溶液。人体血浆渗透浓度的正常范围是 280~320mmol/L。

医学上低渗、等渗和高渗溶液渗透浓度范围如下:

低渗溶液:$c_{os}<280mmol/L$

等渗溶液:$280mmol/L<c_{os}<320mmol/L$

高渗溶液:$c_{os}>320mmol/L$

例 2-5-2 计算 9g/L NaCl 溶液及 50g/L 葡萄糖溶液的渗透浓度,并判断这两种溶液是等渗、低渗还是高渗溶液?

解:(1) $c(NaCl)=\dfrac{\rho(NaCl)}{M(NaCl)}=\dfrac{9g/L}{58.5g/mol}$

$\approx 0.154mol/L$

又∵ $NaCl=\!\!=\!\!=Na^{+}+Cl^{-}$

∴ $c_{os}(NaCl)=c(Na^{+})+c(Cl^{-})$

$=0.154mol/L+0.154mol/L$

$=0.308mol/L=308mmol/L$

∴ 9g/L NaCl 溶液是等渗溶液

(2) $c(葡萄糖)=\dfrac{\rho(葡萄糖)}{M(葡萄糖)}=\dfrac{50g/L}{180g/mol}$

$=0.278mol/L=278mmol/L$

在临床上,将略低于 280mmol/L 和略高于 320mmol/L 的溶液都看作等渗溶液。所以 50g/L 葡萄糖溶液也是等渗溶液。

由此可知,临床治疗中给患者大量输液时常用的 9g/L NaCl 溶液及 50g/L 葡萄糖溶液都是等渗溶液。

临床治疗中给患者大量输液时常用的等渗溶液有:

0.154mol/L 或 9g/L NaCl 溶液(生理盐水),渗透浓度为 308mmol/L。

0.278mol/L 或 50g/L 葡萄糖溶液,渗透浓度为 278mmol/L(近似为 280mmol/L)。

0.149mol/L 或 12.5g/L 碳酸氢钠溶液,渗透浓度为 298mmol/L。

(二) 红细胞在等渗、低渗、高渗溶液中形态变化

临床治疗中给患者大剂量补液(大量输液)时,要特别注意补液的渗透浓度,用等渗溶液,否则会导致机体内水分调节失常及细胞的变形或破坏。

红细胞正常形态是双凹圆饼状[图 2-5-3(a)]。在等渗溶液中时,细胞内外渗透浓度相等,不发生渗透,保持正常形态和生理功能。

红细胞在大量低渗溶液中时,由于红细胞膜本身是半透膜,细胞内液和细胞外溶液渗透浓度不同,满足渗透现象发生的条件,所以细胞外水分子透过细胞膜渗透到红细胞内。随着水分子的渗入,红细胞逐渐膨胀[图 2-5-3(b)],甚至破裂。红细胞破裂释放出的血红蛋白会使溶液染成红色,医学上称这一现象为溶血。溶血严重时会导致肾衰竭,危及患者生命。

红细胞在大量高渗溶液中,红细胞内溶液的渗透浓度低于细胞外溶液的渗透浓度,红细胞内的水分子就会透过细胞膜渗透到红细胞外,红细胞会发生皱缩[图 2-5-3(c)]而出现胞浆分离现象。皱缩的红细胞易黏在一起形成"团块",它能堵塞小血管而形成血栓。若发生在脑部血管,可能会导致脑梗死;若发生在心脏的冠状血管,则可能会导致心肌梗死,后果很严重。

临床治疗中,对特殊患者(如水肿患者),有时也根据病情使用高渗溶液,注射时应采用小剂量、慢速度。

临床上常用的高渗溶液:

2.78mol/L(即 500g/L)葡萄糖溶液,渗透浓度为 2780mmol/L。

0.278mol/L 葡萄糖氯化钠溶液(是生理盐水中含 0.278mol/L 葡萄糖),渗透浓度应为 308+278=586mmol/L,其中生理盐水维持渗透压,葡萄糖则供给热量和水。

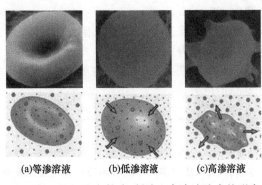

(a)等渗溶液　　(b)低渗溶液　　(c)高渗溶液

图 2-5-3　红细胞在等渗、低渗和高渗溶液中的形态

考点提示:在不同渗透浓度溶液中红细胞的形态变化

| | 续表 |

渗透压在医学上的应用	低渗溶液　　　等渗溶液　　　高渗溶液 280　　　320　　c_{os}(mmol/L)
	临床治疗中给患者大剂量补液时,一定要用等渗溶液
	临床上常用的等渗溶液有: 0.154mol/L (9g/L 即 0.9%)NaCl 溶液(生理盐水) 0.278mol/L (50g/L 即 5%)葡萄糖溶液

链接

晶体渗透压与胶体渗透压

晶体渗透压:人体血液中含有许多小分子、小离子,如:Na^+、K^+、HCO_3^-、葡萄糖、氨基酸等,医学上习惯将它们称为晶体物质。晶体物质是小分子、小离子,质量浓度较低(约 7.5g/L),但由于它们的摩尔质量小,有的又可解离成离子,所以单位体积血浆中的溶质粒子数多。因此产生的晶体渗透压很高,正常人血浆的总渗透压约为770kPa,其中晶体渗透压约为766kPa。由晶体物质产生的晶体渗透压主要调节细胞内外水的相对平衡。

胶体渗透压:人体血液中同时又含有大分子、大离子,如:蛋白质、多醣、脂类等,被称为胶体物质。胶体物质是大分子、大离子,质量浓度较高(约 70g/L),但由于它们的摩尔质量大,单位体积血浆中的溶质粒子数少,因此产生的胶体渗透压很低。正常人血浆的胶体渗透压约为 4kPa。由胶体物质产生的胶体渗透压主要调节血管内外水和盐的相对平衡及维持血容量。

小 结

渗透现象	两个条件: ①有半透膜存在 ②半透膜两侧溶液的溶质粒子浓度不同 (溶质粒子浓度即渗透浓度 c_{os})
	渗透方向: H_2O 从 c_{os} 小的溶液渗透到 c_{os} 大的溶液 (稀溶液)　　　　(浓溶液)
渗透压	渗透压大小的比较 (即 c_{os} 大小的比较:c_{os} 大,渗透压大;c_{os} 小,渗透压小) 临床上常见的盐类(强电解质):c_{os}=各离子浓度之和 糖类(非电解质):$c_{os}=c_B$ (注意:c_B 必须以 mmol/L 为单位,等式才成立)

目标检测

一、填空题

1. 稀溶液产生渗透现象的条件是_____和_____。

2. 医学上以_____为标准来确定等渗、高渗和低渗溶液。渗透浓度在_____范围内的溶液为等渗溶液;渗透浓度大于_____的溶液为高渗溶液;渗透浓度小于_____的溶液为低渗溶液。临床上常用的两种等渗溶液是_____溶液和_____溶液。

二、选择题

1. 临床上给患者大量输入液体时,应输入(　　)
   A. 高渗溶液　　　　　　　B. 等渗溶液
   C. 低渗溶液　　　　　　　D. 都可以

2. 将两种溶液用半透膜隔开,肯定不会发生渗透现象的是(　　)
   A. 两种溶液体积相同
   B. 两种溶液温度相同
   C. 两种溶液物质的量浓度相同
   D. 两种溶液渗透浓度相同

3. 下列溶液中,能够使红细胞发生皱缩的溶液是(　　),能够使红细胞发生胀大的溶液是(　　)
   A. 15g/L NaCl　　　　　B. 9g/L NaCl
   C. 50g/L 葡萄糖　　　　D. 5g/L 葡萄糖

三、判断题

物质的量浓度相等的两种溶液,其渗透压相同。(　　)

第3章 化学反应速率 化学平衡

在我们生活的周围，会接触到许许多多多的化学反应，例如，物质的燃烧、牛奶的变质、酒和醋的酿造、药品的制备等，为什么这些反应的进行需要这样或那样的条件？这就要从以下两个方面来认识：一是反应进行的快慢，即化学反应速率问题；二是反应进行的程度，即化学平衡问题。这两个问题，不仅是今后学习化学所必需的基础理论知识，也是认识人体内的生理变化、生化反应及药物在体内的代谢规律等所必须了解的化学反应规律。

第1节 化学反应速率

炸药爆炸，烟花绽放，其化学反应瞬间完成；煤和石油的形成则需要漫长的岁月，反应极其缓慢。也就是说，它们的化学反应速率不一样。那么，什么是化学反应速率？化学反应速率如何表示呢？

一、化学反应速率

化学反应速率（符号为 v）通常用单位时间内某种反应物浓度的减少量或某种生成物浓度的增加量来表示：$v = \dfrac{\Delta c}{\Delta t}$

浓度常以 mol/L 为单位，时间常以 s（秒）、min（分钟）或 h（小时）为单位，则化学反应速率的单位相应为 mol/（L·s）、mol/（L·min）或 mol/（L·h）。

例如，某反应的反应物浓度在 2min 内由 2.0mol/L 变成了 1.8mol/L，则以该反应物浓度的变化表示这个反应在这段时间内的平均反应速率为：$v = \dfrac{2.0 - 1.8}{2} = 0.1$ mol/（L·min）

化学反应速率通常指的是某一反应在一定时间内的平均速率；对于同一化学反应，当用不同的反应物或生成物的浓度表示化学反应速率时，所得的数值可能不同。

二、影响化学反应速率的因素

不同的化学反应有着不同的化学反应速率。物质本身的性质是影响化学反应速率的决定性因素，比

如，反应物的组成、结构和性质是决定物质之间能否发生反应以及发生反应的快慢；但是，外界条件的改变也会对化学反应速率产生影响，比如，反应物的浓度、反应的温度、压强及催化剂等。

（一）浓度对化学反应速率的影响

实验探究

【实验3-1-1】 取试管两支，编为1、2号，在1号试管中加入 0.1mol/L $Na_2S_2O_3$ 溶液 2ml，在 2 号试管中加入 0.1mol/L $Na_2S_2O_3$ 溶液和蒸馏水各 1ml。在 1、2 号试管中分别同时加入 0.2mol/L H_2SO_4 溶液各 2ml，摇匀。观察出现浑浊的先后顺序，填入下表：

试管	0.1mol/L $Na_2S_2O_3$ 溶液	蒸馏水	0.2mol/L H_2SO_4 溶液	出现浑浊的先后顺序
1	2ml	—	2ml	
2	1ml	1ml	2ml	

思考：1. 哪支试管中 $Na_2S_2O_3$ 溶液的浓度大？

2. 哪支试管反应速率快？

3. 该组反应能说明什么？

实验结果表明：两支试管中均出现浑浊现象。$Na_2S_2O_3$ 溶液与 H_2SO_4 溶液反应的化学方程式为：

$$Na_2S_2O_3 + H_2SO_4 = Na_2SO_4 + SO_2\uparrow + S\downarrow + H_2O$$

1 号试管内先出现浑浊，2 号试管内出现浑浊比较缓慢，说明反应物浓度会影响化学反应速率。

实验证明：在其他条件不变时，增大反应物的浓度，可以增大化学反应速率；减小反应物浓度，可以减小化学反应速率。

（二）压强对化学反应速率的影响

压强仅对有气体参加的化学反应的反应速率有影响。在一定的温度下，压强的改变会引起气体体积的变化，从而引起气体浓度的变化。压强增大，气体体积减小；气体体积减小，单位体积内分子的数目就会增加，即气体物质的浓度相应增大（图3-1-1）。因此，压强对化学反应速率的影响，本质上与浓度对化学反应速率的影响相同。

可以得出结论：对有气体参加的化学反应，当其

他条件不变时,增大反应的压强,可以增大化学反应速率;减小反应的压强,可以减小化学反应速率。

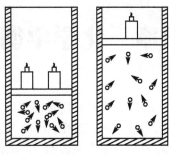

图3-1-1　压强与气体物质浓度的关系

(三) 温度对化学反应速率的影响

实验探究

【实验3-1-2】 取两支试管,各加入0.1mol/L Na$_2$S$_2$O$_3$溶液2ml,放入分别盛有热水和冷水的两个烧杯中。稍等片刻,另取两支试管,各加入0.1mol/L H$_2$SO$_4$溶液2ml,分别同时倒入上述两支盛有Na$_2$S$_2$O$_3$溶液的试管中,认真观察两支试管出现浑浊现象的先后顺序。

试管	0.1mol/L Na$_2$S$_2$O$_3$	0.1mol/L H$_2$SO$_4$	反应条件	出现浑浊快慢
1	2ml	2ml	热水中	
2	2ml	2ml	冷水中	

思考:1. 反应物浓度相同、温度不同的两支试管中,哪支试管反应速率快?
2. 该组反应能说明什么?

实验结果表明,加热的试管很快反应出现浑浊,而没有加热的试管出现浑浊缓慢。说明温度的变化能显著影响化学反应速率。

实验证明:当其他条件不变时,升高温度化学反应速率加快,降低温度化学反应速率减慢。1884年,荷兰化学家范特霍夫通过实验测得:当其他条件不变时,温度每升高10℃,化学反应速率增大到原来的2~4倍;当温度降低时,化学反应速率以相同比例减小。

(四) 催化剂对化学反应速率的影响

用KClO$_3$加热制取O$_2$时,加入MnO$_2$可以加快O$_2$的生成,而其本身的化学组成和质量在反应前后都没有变化。像MnO$_2$一样,这种能改变化学反应速率,而本身的化学组成和质量在反应前后都不发生变化的物质称为催化剂。

催化剂是一类特殊的物质,能加快反应速率的催化剂称为正催化剂,例如,用SO$_2$为原料制H$_2$SO$_4$时,为加快反应速率,用V$_2$O$_5$作催化剂,可使SO$_2$转化为

SO$_3$的反应速率增大1亿多倍。能减慢反应速率的催化剂称为负催化剂,例如,为延长金属寿命而用缓蚀剂或抗老化剂等。通常我们使用催化剂的目的是加快化学反应速率。酶是动植物体内的化学反应都离不开的生物催化剂。

考点提示:浓度、压强、温度和催化剂等条件对化学反应速率的影响

小　结

化学反应速率是表示化学反应快慢的一个物理量。化学反应速率受浓度、压强、温度和催化剂的影响。

影响因素	条件变化	化学反应速率的变化
浓度	增大反应物的浓度	增大
	减小反应物的浓度	减小
压强(对有气体参加的反应)	增大反应的压强	增大
	减小反应的压强	减小
温度	升高温度	增大
	降低温度	减小
催化剂	正催化剂	增大
	负催化剂	减小

目标检测

一、填空题

1. 化学反应速率通常用_____来表示,符号为_____。

2. 影响化学反应速率的外在因素主要有_____、_____、_____和_____。

3. 温度升高时,化学反应速率_____;温度降低时,化学反应速率_____。当其他条件不变时,温度每升高10℃,化学反应速率约增大到原来的_____倍。

4. 将容易变质的食品放入冰箱保存是因为_____。

5. 尿糖的测定、尿蛋白的检查需要在加热的条件下进行是因为_____。

6. 某些药物要用棕色瓶盛放,并保存在阴暗、低温处,是因为_____。

二、选择题

1. 已知合成氨反应的浓度数据如下:

	N$_2$+3 H$_2$ $\rightleftharpoons$ 2 NH$_3$		
起始浓度(mol/L)	3	6	2
2min后浓度(mol/L)	2	3	4

用氨气浓度的增加来表示该化学反应速率时,其速率为(　　)

A. 0.5mol/(L·min)　　B. 1mol/(L·min)

C. 1.5mol/(L·min)　　D. 2mol/(L·min)

2. 一些药物放在冰箱中储存以防变质,其主要作用是(　　)

A. 避免与空气接触　　B. 保持干燥

C. 避免光照　　D. 降温减小反应速率

第2节 化学平衡

有些化学反应,反应物几乎能全部转化为生成物。但有些反应,无论反应多长时间,反应物都不能完全转化为生成物。这就涉及反应进行的程度问题——化学平衡。

一、可逆反应和化学平衡

1. 可逆反应 初中化学学到的反应,在一定条件下一旦发生,反应物几乎能全部转化为生成物,即反应只向一个方向进行。这样的单向反应称为不可逆反应。例如,氯酸钾在二氧化锰的催化下制备氧气的反应:$2KClO_3 \xrightarrow{\quad} 2KCl+3O_2\uparrow$,到目前为止,还没发现氯化钾和氧气在一定条件下能合成氯酸钾。

但大多数化学反应,在一定条件下,能同时向两个相反的方向进行,这类化学反应称为可逆反应。在化学方程式中,常用"$\rightleftharpoons$"代替"$=$"来表示反应的可逆性。如合成氨反应:

$$N_2+3H_2 \rightleftharpoons 2NH_3$$

在可逆反应中,通常将从左向右进行的反应称为正反应,将从右向左进行的反应称为逆反应。

可逆反应的特点是:在密闭的容器中,可逆反应无论进行多久,反应物和生成物总是同时存在,即反应不能进行到底。因为在一定条件下,当反应开始时,容器中只有反应物,反应物的浓度最大,此时正反应速率最大,容器中没有生成物,生成物浓度为零,逆反应速率为零,可逆反应以正反应为主。随着反应的进行,反应物的浓度逐渐减小,正反应速率也逐渐减小,同时,生成物的浓度逐渐增大,逆反应速率也逐渐增大。当反应进行到一定的程度时,就会出现正反应速率和逆反应速率相等的状态,即在单位时间内正反应反应物减少的分子数,恰好等于逆反应生成的反应物分子数。此时,化学反应并没有停止,但各反应物和生成物浓度均不再随时间改变,这时可逆反应处于一种特定的状态,即化学平衡状态(图3-2-1)。

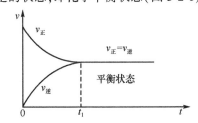

图3-2-1 可逆反应的反应速率变化示意图

2. 化学平衡 在一定条件下,可逆反应的正反应速率等于逆反应速率,反应物浓度和生成物浓度不再随时间改变,此时反应体系所处的状态称为化学平衡。

化学平衡的主要特点:

(1) 化学平衡是一种动态平衡。平衡状态下,可逆反应仍在进行,只是正反应速率等于逆反应速率。

(2) 平衡状态是一定条件下可逆反应进行的最大限度。反应物和生成物浓度各自保持恒定,不再随时间的变化而变化,这是达到化学平衡的标志。

(3) 化学平衡是有条件的、相对的、暂时的平衡,随着条件的改变,原有的化学平衡即被破坏。

考点提示:化学平衡的特点

二、化学平衡的移动

化学平衡是动态平衡。当条件改变时,正反应速率和逆反应速率便不再相等,$v_正 \neq v_逆$,原平衡状态被破坏,一段时间后,在新的条件下,正、逆反应速率又重新相等,即$v_正' = v_逆'$,此时建立起新的化学平衡,即发生化学平衡的移动。

这种由于反应条件的改变,可逆反应从一种平衡状态向另一种平衡状态转变的过程称为化学平衡的移动。

在新的平衡状态下,如果生成物的浓度比原来平衡时的浓度大了,就称平衡向正反应方向移动(或向右移动);如果反应物的浓度比原来平衡时的浓度大了,就称平衡向逆反应方向移动(或向左移动)。

知识迁移

浓度、压强、温度和催化剂对化学反应速率都有影响,它们会影响化学平衡吗?

(一) 浓度对化学平衡的影响

实验探究

【实验3-2-1】 在一只烧杯中,加入0.3mol/L $FeCl_3$溶液和1mol/L KSCN溶液各5滴,再加入20ml水稀释并摇匀,溶液呈血红色。在这个反应体系中存在着下述平衡:

$$FeCl_3+6KSCN \rightleftharpoons K_3[Fe(SCN)_6]+3KCl$$

血红色

取4支试管编号,各加入4ml上述混合溶液后,取试管①②③进行如下操作步骤的实验,同时与试管④对比,观察并记录颜色的变化。

实验内容	实验现象	实验结论
试管① 加入0.3mol/L $FeCl_3$溶液2滴		
试管② 加入1mol/L KSCN溶液2滴		
试管③ 加入固体KCl少许		
试管④ —		

思考：1. $FeCl_3$ 溶液和 KSCN 溶液混合后,溶液颜色呈血红色。分别再加入 $FeCl_3$ 溶液、KSCN 溶液或固体 KCl 后,溶液的颜色有无变化?

2. 通过溶液颜色的变化,能否判断化学平衡移动的方向?

可以看出,在稀释后的血红色溶液中加入 $FeCl_3$ 溶液或 KSCN 溶液,颜色变深,即生成物的浓度增大。该实验说明,增大反应物的浓度,可以使化学平衡向正反应方向移动。在稀释后的血红色溶液中加入固体 KCl,颜色变浅,即生成物的浓度减小。该实验说明,增大生成物的浓度,可以使化学平衡向逆反应方向移动。

实验证明:在其他条件不变时,增大反应物的浓度或减小生成物的浓度,化学平衡向正反应方向移动;增大生成物浓度或减小反应物的浓度,化学平衡向逆反应方向移动。

知识拓展▶▶▶

高压氧舱治疗

氧是机体新陈代谢过程中的必要物质,没有了氧,新陈代谢便会终止,一切生理活动也会随着能量的失去供应而停止。红细胞内含大量血红蛋白(Hb),血红蛋白具有运载氧气的功能,与氧气结合形成氧合血红蛋白(HbO_2),可用以下可逆反应表示:$Hb + O_2 \rightleftharpoons HbO_2$。由于氧气的吸入,在肺部氧气分压高,促进 O_2 与 Hb 结合,平衡向生成 HbO_2 的方向移动;当氧合血红蛋白随血液循环流经组织时,在组织处 O_2 分压低,则 HbO_2 解离,释放出 O_2,成为还原血红蛋白,由此实现运输氧的功能。

高压氧舱治疗是将患者置身于高压氧舱内进行加压、吸氧,以达到治疗疾病目的的方法。高压氧舱的舱体是一个密闭圆筒,通过管道及控制系统把纯氧或净化压缩空气输入高压氧舱,舱内形成高于一个大气压的高压环境,使氧分压远远高于正常水平,得以治疗疾病。一般来说,凡是缺氧、缺血性疾病,或由于缺氧、缺血引起的一系列疾病,高压氧治疗均可取得良好的疗效。比如:高压氧舱可用于治疗或辅助治疗煤气、硫化氢、沼气等有害气体中毒,脑梗死,脑出血,新生儿窒息,眩晕症等100多种疾病,也可对老年人进行保健治疗,改善心脑功能,还可抑制细菌生长,增强放射治疗和化学治疗对恶性肿瘤的疗效。

（二）压强对化学平衡的影响

对于有气体参加的可逆反应,如果反应前后气体分子总数不相等,改变平衡体系的压强,对正、逆反应速率的影响则不同,化学平衡就会发生移动。移动的

方向与反应前后气体分子总数的变化有关。如:

$$2NO_2(g) \rightleftharpoons N_2O_4(g)$$

红棕色　　　无色

📖 实验探究

【实验3-2-2】 用注射器吸入少量的 NO_2 和 N_2O_4 的混合气体,如图3-2-2,并将活塞往外拉或往里推,观察现象并进行比较。

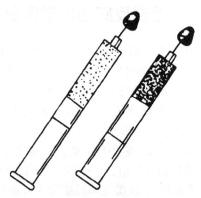

图3-2-2　压强对化学平衡的影响

实验内容	颜色变化过程	实验结论
活塞往里推		
活塞往外拉		

思考:1. NO_2 和 N_2O_4 的混合气体颜色呈红棕色。将活塞往外拉或往里推,气体的颜色有无变化?

2. 通过气体颜色的变化,能否判断化学平衡移动的方向?

从实验可观察到,该可逆反应达到平衡后,如果活塞往里推,增大平衡体系的压强,混合气体的颜色先变深后变浅,颜色先变深是由于加压,体积缩小,NO_2 和 N_2O_4 的浓度都增大;后变浅,说明平衡向正反应方向移动了。如果活塞往外拉,减小平衡体系的压强,混合气体的颜色先变浅后变深,颜色先变浅是由于减压,体积增大,NO_2 和 N_2O_4 的浓度都减小;后变深,说明平衡向逆反应方向移动了。

从化学方程式可以看出,反应前气体分子(气态反应物分子)总数为2,反应后气体分子(气态生成物分子)总数为1,即正反应方向是气体分子总数减小的方向。由于反应物的气态分子数多、生成物的气态分子数少,所以增大压力时,正反应速率比逆反应速率提高得多,导致化学平衡向气体分子总数减少的方向,即正反应方向移动。

实验证明:在其他条件不变时,增大压强,化学平衡向气体分子总数减少(气体体积缩小)的方向移动;减小压强,化学平衡向气体分子总数增大(气体体积增大)的方向移动。

对于反应前后气体分子总数相等的可逆反应,改变压强,不会使化学平衡移动。如:

$$CO(g)+H_2O(g) \rightleftharpoons CO_2(g)+H_2(g)$$

压强对液态物质和固态物质体积的影响很小,例如:

$$C(s)+CO_2(g) \rightleftharpoons 2CO(g)$$

在研究压强对平衡移动的影响时,只需考虑气体二氧化碳和一氧化碳的体积,而不需考虑固体碳的体积。

（三）温度对化学平衡的影响

化学反应常伴随着放热和吸热现象的发生,一般在化学方程式右端用符号"Q"表示正反应的热量变化。放出热量的反应称为放热反应,用"+Q"表示;吸收热量的反应称为吸热反应,用"-Q"表示。例如:

$$2NO_2(g) \rightleftharpoons N_2O_4(g)+Q（放热反应）$$

❧ 知识迁移 ❧

在可逆反应中,如果正反应是放热反应,那么逆反应是什么反应?放热还是吸热?正反应和逆反应放出的热量或吸收的热量是否相等?

📝 实验探究

【实验3-2-3】 使用充有 NO_2 和 N_2O_4 混合气体的平衡仪。将平衡仪一端放入盛有热水的烧杯中,另一端放入盛有冷水的烧杯中。观察并比较两端球中气体颜色的变化。

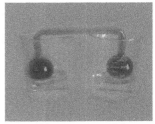

热水　　冷水

图3-2-3　温度对化学平衡的影响

实验记录:

实验内容	实验现象	实验结论
热水		
冷水		

思考: 比较不同温度下,平衡仪中气体颜色的深浅程度,并根据颜色的变化判断平衡移动的方向。

从实验可观察到,进入热水一端中气体的红棕色比室温时的颜色深,进入冷水一端中气体的红棕色比室温时的颜色浅。说明升高温度,红棕色 NO_2 的浓度增大,平衡向逆反应方向即该反应的吸热方向移动;

降低温度,无色 N_2O_4 的浓度增加,平衡向正反应方向即该反应的放热方向移动。

实验证明:在其他条件不变时,升高温度,化学平衡向吸热反应方向移动;降低温度,化学平衡向放热反应方向移动。

考点提示: 浓度、压强、温度等条件对化学平衡的影响,并判断条件改变时平衡移动的方向

❧ 知识迁移 ❧

催化剂对化学反应速率的影响非常显著,那么它对化学平衡有影响吗?

催化剂不仅能够增大可逆反应的正反应速率,而且能同等程度地增大逆反应速率,所以,在平衡状态使用催化剂,不能使平衡发生移动,即催化剂对平衡的移动没有影响。但是,使用催化剂可以改变可逆反应到达平衡状态的时间。

小　结

化学平衡是动态平衡。影响化学平衡移动的主要因素有浓度、压强和温度。

影响因素	条件变化(假设其他条件不变)	化学平衡移动方向
浓度	增大反应物的浓度或减小生成物的浓度	向正反应方向移动
	增大生成物浓度或减小反应物的浓度	向逆反应方向移动
压强	增大体系压强	向气体分子总数减小的方向移动
	减小体系压强	向气体分子总数增大的方向移动
温度	升高温度	向吸热反应方向移动
	降低温度	向放热反应方向移动
催化剂	催化剂对平衡的移动没有影响。但是,使用催化剂可以改变可逆反应到达平衡状态的时间	

📋 目标检测

一、填空题

1. 同一条件下,能同时向两个相反方向进行的双向反应,这类化学反应称为_____。

2. 在一定条件下,可逆反应的正反应速率_____逆反应速率,反应物浓度和生成物浓度不再随时间改变,此时反应体系所处的状态称为_____。

3. 由于反应条件(浓度、压强、温度)的改变,可逆反应从一种平衡状态向另一种平衡状态转变的过程称为_____。

4. 化学平衡是_____平衡。一定会影响化学平衡移动的主要因素有_____和_____,_____只对反应前后气体分子总数有变化的可逆反应有影响,_____对化学平衡移动没有影响。

5. 在一定条件下,下列可逆反应达到化学平衡:

$$2HI(g) \rightleftharpoons H_2(g) + I_2(g) - Q$$
（无色）　　（无色）　（紫色）

（1）如果加入一定量的 H_2,平衡＿＿＿＿＿移动;

（2）如果升高温度,平衡混合物的颜色＿＿＿＿＿（加深/变浅）;

（3）如果使密闭容器的体积增大,平衡＿＿＿＿＿移动。

二、选择题

1. 可逆反应 $N_2 + 3H_2 \rightleftharpoons 2NH_3$ 达到平衡时,下列说法中正确的是（　　）

A. N_2 和 H_2 不再化合

B. N_2、H_2、NH_3 浓度相等

C. N_2、H_2、NH_3 各自浓度保持恒定

D. 正、逆反应速率等于零

2. 可逆反应 $2SO_2 + O_2 \rightleftharpoons 2SO_3 + Q$ 达到平衡时,为使平衡向右移动,需要采取的措施是（　　）

A. 升高温度　　　　　　B. 减小压强

C. 增大氧气的浓度　　D. 加入催化剂

3. 可逆反应 $2SO_2 + O_2 \rightleftharpoons 2SO_3 + Q$ 达到平衡时,若降低温度,下列说法正确的是（　　）

A. 正反应速率加快,逆反应速率减慢

B. 正反应速率减慢,逆反应速率加快

C. 正、逆反应速率都减慢

D. 对平衡无影响

三、判断题

1. 可逆反应达到平衡后,反应物浓度和生成物浓度恒定,不再随时间改变。（　　）

2. 升高温度,正反应速率和逆反应速率都会增大,所以平衡不移动。（　　）

3. 升高温度,只能增大正反应速率,所以平衡向吸热反应方向移动。（　　）

4. 在其他条件不变时,增大平衡体系的压强,化学平衡向分子数减小的方向移动。（　　）

5. 在平衡体系中加入催化剂,平衡向正反应方向移动。（　　）

四、简答题

牙齿的损坏实际是牙釉质溶解结果。牙齿表面有一层硬的釉质,其主要化学成分是羟基磷灰石,化学式为 $Ca_5(PO_4)_3OH$,在口腔中存在着如下平衡:

$$Ca_5(PO_4)_3OH \rightleftharpoons 5\,Ca^{2+} + 3\,PO_4^{3-} + OH^-$$

当糖附着在牙齿上发酵时,会产生 H^+,试运用化学平衡理论说明经常吃甜食对牙齿的影响。

第4章 电解质溶液

物理学上,根据物体能否导电,可将其分为导体和绝缘体。化学上,根据化合物在水溶液里或熔化状态下能否导电,可将其分为电解质和非电解质。学习电解质及其相互间反应的知识,对于认识物质及其变化规律具有非常重要的意义。

在水溶液中或熔融状态下能导电的化合物称为电解质。水溶液中和熔融状态下都不能导电的化合物称为非电解质。

考点提示:电解质与非电解质的概念

第1节 电 解 质

实验探究

【实验4-1-1】 在5个烧杯中从左到右依次盛放0.5mol/L盐酸、氯化钠、氨水、乙酸和葡萄糖溶液。插入电极,接通电源(图4-1-1)。对上述5种溶液做导电性实验,观察灯泡发光的明亮程度。

被测物质(0.5mol/L)	灯泡明亮程度	导电能力(强、弱)
盐酸		
氯化钠		
氨水		
乙酸		
葡萄糖		

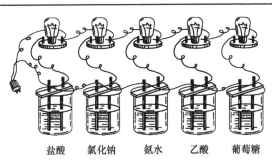

图4-1-1 几种电解质溶液的导电性试验

思考:1. 上述5个灯泡能否都亮起来?
　　　 2. 5个灯泡明亮程度是否一样?

实验结果表明,葡萄糖溶液连接的灯泡不亮,其他溶液连接的灯泡都亮了。其中,盐酸、氯化钠溶液连接的灯泡较亮,而氨水和乙酸溶液连接的灯泡暗一些。

葡萄糖溶液连接的灯泡不亮,说明该水溶液不导电,因为葡萄糖是非电解质;其他溶液连接的灯泡都亮了,说明其他溶液均可导电,因为盐酸溶液、氯化钠溶液、氨水及乙酸均为电解质溶液。灯泡的明亮程度不一样,说明浓度相同的不同电解质,在同一条件下的导电能力可能不同。

一、强电解质和弱电解质

(一) 电解质的解离

氯化钠溶液之所以能导电,是由于氯化钠在溶于水时产生了能够自由移动的离子。同样,氯化钠固体在受热熔化时也能产生自由移动的钠离子和氯离子。像氯化钠这样溶于水或受热熔化时,离解成能够自由移动的阴、阳离子的过程称为电解质的解离。解离可以用解离方程式表示,例如:

$$NaCl =\!\!=\!\!= Na^+ + Cl^-$$

在电解质溶液中,当插上电极接通电源时,电解质解离出来的能自由移动的阴、阳离子分别向两极移动,定向移动的离子便传导了电流。

溶液的导电能力强弱与溶液中单位体积内能自由移动的离子的数目有关。也就是说,单位体积内自由移动的离子数目越多,溶液的导电能力就越强;单位体积内自由移动的离子数目越少,溶液的导电能力就越弱。而溶液中单位体积内离子数目的多少,不仅与电解质溶液的浓度有关,而且与电解质的解离程度有关。根据电解质解离程度,可以把电解质分为强电解质和弱电解质。

(二) 强电解质和弱电解质

1. 强电解质 在水溶液中能够全部解离成阴、阳离子的电解质称为强电解质。实验证明,强酸(如硫酸、盐酸、硝酸等)、强碱(如氢氧化钠、氢氧化钾、氢氧化钡等)和绝大多数的盐(如氯化钠、碳酸钠、碳酸氢钠等)都是强电解质。

强电解质在水中均以离子形式存在,其解离过程是不可逆的,解离方程式用"=\!\!=\!\!="表示。如:

$$HCl =\!\!=\!\!= H^+ + Cl^-$$

2. 弱电解质 在水溶液中只有部分解离成阴、

阳离子的电解质称为弱电解质。实验证明,弱酸(如乙酸、碳酸)、弱碱(如氨水)、水和少数盐类(如氯化汞)是弱电解质。

弱电解质的水溶液中只有少量的离子,大部分仍以分子的形式存在,其解离过程是可逆的,解离方程式用"$\Longrightarrow$"表示。如:

$$NH_3 \cdot H_2O \Longrightarrow NH_4^+ + OH^-$$

多元弱酸的解离分步进行,如碳酸(H_2CO_3):

第一步　$H_2CO_3 \Longrightarrow H^+ + HCO_3^-$

第二步　$HCO_3^- \Longrightarrow H^+ + CO_3^{2-}$

正是因为强电解质完全解离而弱电解质部分解离,相同浓度的强电解质溶液中解离出的离子比弱电解质溶液中的多,造成它们的导电能力不同。

◆◇◆ 知识迁移 ◆◇◆

写出下列电解质的解离方程式:
硝酸、氢氧化钠、碳酸钠、乙酸

二、弱电解质的解离平衡

弱电解质的解离过程是可逆的。例如:

$$CH_3COOH \Longrightarrow CH_3COO^- + H^+$$

正反应方向是弱电解质乙酸的解离,逆反应方向是离子结合成弱电解质分子。开始时,乙酸分子浓度大,乙酸解离成乙酸根离子和氢离子的速率大,该反应以正反应乙酸分子的解离为主;随着乙酸解离,离子的浓度逐渐增大,离子结合成乙酸分子的速率逐渐加快,解离速率逐渐减慢,在某一时刻达到平衡。此时,溶液中乙酸分子、氢离子和乙酸根离子的浓度不再随时间而改变,即达到了平衡状态。

在一定条件下,当弱电解质分子解离成离子的速率和离子重新结合成弱电解质分子的速率相等时,称为弱电解质的解离平衡状态,简称解离平衡。

解离平衡与化学平衡一样,为动态平衡,当浓度、温度等条件改变时,解离平衡也会发生移动。如在氨水溶液中加入氯化铵后,由于氯化铵能解离出大量的铵根离子,增大了溶液中的铵根离子的浓度,所以解离平衡就会向逆反应方向移动。

考点提示:判断强弱电解质,强弱电解质解离方程式的书写,弱电解质的解离平衡

小　结

在水溶液中或熔融状态下能导电的化合物称为电解质。酸、碱、盐都是电解质。电解质有强、弱电解质之分:在水溶液中能够全部解离成阴、阳离子的电解质称为强电解质;在水溶液中只有部分解离成阴、阳离子的电解质称为弱电解质。在一定条件下,弱电解质在溶液中能达到解离平衡,解离平衡是动态平衡。

$$\text{化合物}\begin{cases}\text{电解质}\begin{cases}\text{强电解质(全部解离):强酸、强碱、}\\\text{　　绝大多数盐}\\\text{弱电解质(部分解离):弱酸、弱碱、水}\end{cases}\\\text{非电解质}\end{cases}$$

◆ 目标检测 ◆

一、填空题

1. 根据_____不同,电解质可以分为_____和_____。

2. 强电解质在溶液中_____解离,弱电解质在溶液中_____解离。从化合物的类别来看,_____、_____及_____属于强电解质,_____、_____及_____属于弱电解质。

3. 下列化合物:H_2O、HCl、$NH_3 \cdot H_2O$、$NaHCO_3$、NH_4Cl、H_2CO_3、KNO_3中,属于强电解质的是_____,属于弱电解质的是_____。

4. 弱电解质的解离平衡是指在一定条件下,当_____的速率和_____的速率相等时的状态。

二、选择题

1. 下列物质中,属于强电解质的是(　　)
   A. 硫酸　　B. 乙酸　　C. 氨水　　D. 碳酸

2. 对弱电解质溶液,下列说法正确的是(　　)
   A. 溶液中没有溶质分子,只有离子
   B. 溶液中没有离子,只有溶质分子
   C. 溶液中只有溶质分子和溶剂分子存在
   D. 弱电解质的解离是不完全的

3. 下列物质中,属于弱电解质的是(　　)
   A. 氯化钠　B. 氢氧化钠　C. 乙酸钠　D. 乙酸

三、判断题

1. 金属铁能够导电,所以是电解质。(　　)

2. 由于硫酸钡难溶于水,所以硫酸钡不是电解质。(　　)

3. 二氧化碳、二氧化硫、氨气溶于水可导电,所以均为电解质。(　　)

4. 盐酸能导电,所以盐酸是电解质。(　　)

四、写出下列电解质的解离方程式

1. 氢氧化钠_____

2. 乙酸_____

3. 小苏打_____

4. 氨水_____

第2节　水的解离和溶液的 pH

电解质溶液一般是指水溶液,即以水作为溶剂的溶液。水与人类健康生活息息相关,人体 70% ~75%是由水构成的,水对维持生命活动起着非常重要的作用,没有水就没有生命。由于溶液的酸碱性与水的解离密切相关,所以先讨论水的解离。

知识迁移

水是电解质吗？如果是，是强电解质还是弱电解质？

一、水的解离和离子积

用精密的仪器测定,纯水的导电性虽然很弱,但是仍具有一定的导电能力。这说明水能解离出极少量的自由移动的 H^+ 和 OH^-,是一种极弱的电解质。水的解离方程式为:

$$H_2O \rightleftharpoons H^+ + OH^-$$

通过纯水的导电性实验测得,在25℃时,1L纯水(物质的量为55.6mol)中只有 1.0×10^{-7} mol/L 的 H_2O 解离,因此纯水中氢离子的平衡浓度 $[H^+] = 1.0 \times 10^{-7}$ mol/L,氢氧根离子的平衡浓度 $[OH^-] = 1.0 \times 10^{-7}$ mol/L。

如果将水中的 H^+ 和 OH^- 的浓度相乘,就可以得到一个常数,称为水的离子积常数,简称水的离子积,用 K_W 表示:

$$K_W = [H^+] \times [OH^-] = 1.0 \times 10^{-7} \times 1.0 \times 10^{-7} = 1.0 \times 10^{-14}$$

水的离子积常数与温度有关。水的解离是一个吸热的过程,当温度升高时,有利于水的解离,水的离子积增大。例如,在100℃时,K_W 约为 1.0×10^{-12}。

知识迁移

"酸性溶液中没有 OH^-,碱性溶液中没有 H^+。"你是否同意这种观点?为什么?溶液的酸碱性与 H^+ 和 OH^- 的浓度有什么关系?

实验证明,在纯水和稀溶液中,$[H^+]$ 和 $[OH^-]$ 之间是互相制约的。$[H^+]$ 增大,$[OH^-]$ 则减小;$[H^+]$ 减小,$[OH^-]$ 则增大;其中任何一种离子的浓度无论多小,都不可能等于零。利用 K_W,可以进行 $[H^+]$ 和 $[OH^-]$ 之间的计算。

如某溶液中 $[H^+] = 1.0 \times 10^{-4}$ mol/L,则该溶液的 $[OH^-]$ 可通过以下计算得出:

$$[OH^-] = K_W / [H^+]$$
$$= 1.0 \times 10^{-14} / 1.0 \times 10^{-4} = 1.0 \times 10^{-10} \text{mol/L}。$$

二、溶液的酸碱性和pH

(一) 溶液的酸碱性和氢离子浓度

在常温时,不仅是纯水,在酸性和碱性的稀溶液中,$[H^+]$ 和 $[OH^-]$ 的乘积总是一个常数——1.0×10^{-14}。在中性溶液中,$[H^+]$ 和 $[OH^-]$ 相等,都是 1.0×10^{-7} mol/L;在酸性溶液中,H^+ 浓度增大,水的电离平衡逆向移动,新的平衡到达后,$[H^+] > [OH^-]$;反之,在碱性溶液中,$[H^+] < [OH^-]$。由此可以看出,在常温时,溶液的酸碱性与 $[H^+]$ 和 $[OH^-]$ 的关系为:

中性溶液　　$[H^+] = [OH^-] = 1.0 \times 10^{-7}$ mol/L

酸性溶液　　$[H^+] > [OH^-]$,$[H^+] > 1.0 \times 10^{-7}$ mol/L

碱性溶液　　$[H^+] < [OH^-]$,$[H^+] < 1.0 \times 10^{-7}$ mol/L

$[H^+]$ 越大或 $[OH^-]$ 越小,溶液的酸性越强;$[H^+]$ 越小或 $[OH^-]$ 越大,溶液的碱性越强。实际应用中,多采用 $[H^+]$ 表示溶液的酸碱性。

(二) 溶液的酸碱性和pH

虽然溶液的酸碱性可以用 $[H^+]$ 来表示,但是当溶液中 $[H^+]$ 很小时,用物质的量浓度表示很不方便,所以化学上通常采用 pH 来表示溶液的酸碱性。pH 就是氢离子浓度的负对数:

$$pH = -\lg[H^+]$$

例 4-2-1　$[H^+] = 1.0 \times 10^{-7}$ mol/L,则 $pH = -\lg[H^+] = -\lg(1.0 \times 10^{-7}) = 7$

$[H^+] = 1.0 \times 10^{-3}$ mol/L,则 $pH = -\lg[H^+] = -\lg(1.0 \times 10^{-3}) = 3$

$[H^+] = 1.0 \times 10^{-10}$ mol/L,则 $pH = -\lg[H^+] = -\lg(1.0 \times 10^{-10}) = 10$

溶液的酸碱性与 $[H^+]$、pH 的关系为:

中性溶液　　$[H^+] = 1.0 \times 10^{-7}$ mol/L,pH = 7

酸性溶液　　$[H^+] > 1.0 \times 10^{-7}$ mol/L,pH < 7

碱性溶液　　$[H^+] < 1.0 \times 10^{-7}$ mol/L,pH > 7

溶液的酸碱性与 $[H^+]$、pH 的对应关系见表 4-2-1。

表 4-2-1　溶液的酸碱性与 $[H^+]$ 和 pH 的对应关系

表示方法								浓度与关系							
$[H^+]$	10^0	10^{-1}	10^{-2}	10^{-3}	10^{-4}	10^{-5}	10^{-6}	10^{-7}	10^{-8}	10^{-9}	10^{-10}	10^{-11}	10^{-12}	10^{-13}	10^{-14}
pH	0	1	2	3	4	5	6	7	8	9	10	11	12	13	14

← 酸性逐渐增强　　　　　　　中性　　　　　　　碱性逐渐增强 →

可以看出,pH 只适用于 $[H^+]$ 在 $1.0 \sim 1.0 \times 10^{-14}$ mol/L 的溶液,取值范围为 $0 \sim 14$。$[H^+]$ 越大,pH 就越小,溶液的酸性越强;$[H^+]$ 越小,pH 就越大,溶液的碱性越强。

pH 可以表示溶液酸碱性的强弱,用 pOH 也可以表示溶液的酸碱性。pOH 就是氢氧根离子浓度的负对数。

$$pOH = -\lg[OH^-]$$

因为 $[H^+] \cdot [OH^-] = 1.0 \times 10^{-14}$,则

$$pH + pOH = 14$$

利用酸碱指示剂或 pH 试纸,可以快速简便地测出溶液的近似 pH。如果要精确测定溶液的 pH,可以使用酸度计,如图 4-2-1。

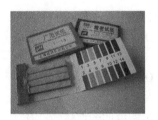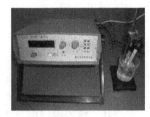

图 4-2-1 pH 试纸和酸度计

链接

pH 试纸

pH 试纸是将试纸用不同的酸碱指示剂的混合液浸泡,取出晾干制成。pH 试纸对于酸碱性不同的溶液能够显示出不同的颜色,因此可以快速判断溶液的 pH 大小。常用的 pH 试纸有精密度不高的广泛 pH 试纸和区分度很高的精密 pH 试纸以及专用 pH 试纸。一般的广泛 pH 试纸测试范围是 $1 \sim 14$,可以识别的 pH 差值大约为 1,精密 pH 试纸的范围较窄,可以识别的 pH 差值大约为 0.2。专用 pH 试纸一般是单独适用于酸性、碱性或中性的 pH 试纸。

三、溶液 pH 的计算

利用公式 $pH = -\lg[H^+]$ 可以计算出各类溶液的 pH。

例 4-2-2 分别计算 0.1mol/L 盐酸溶液,0.1mol/L 氢氧化钠溶液的 pH。

解:(1) 因为 HCl 是强电解质,

$$
\begin{array}{ccc}
HCl & \Longrightarrow & H^+ + Cl^- \\
1 & & 1 \\
0.1mol/L & & 0.1mol/L
\end{array}
$$

所以 0.1mol/L 盐酸溶液的 $[H^+] = 0.1mol/L$

$$pH = -\lg[H^+] = -\lg 0.1 = -\lg 10^{-1} = 1$$

(2) 因为 NaOH 是强电解质,$NaOH \Longrightarrow Na^+ + OH^-$

$$
\begin{array}{cc}
1 & 1 \\
0.1mol/L & 0.1mol/L
\end{array}
$$

所以 0.1mol/L 氢氧化钠溶液的 $[OH^-] = 0.1mol/L$

第一种解法

$$
\begin{aligned}
[H^+] &= K_W/[OH^-] \\
&= (1.0 \times 10^{-14}/1.0 \times 10^{-1})mol/L \\
&= 1.0 \times 10^{-13}mol/L
\end{aligned}
$$

$$pH = -\lg[H^+] = -\lg(1.0 \times 10^{-13}) = 13$$

第二种解法

$$pOH = -\lg[OH^-] = -\lg 0.1 = -\lg 10^{-1} = 1$$

因为 $pH + pOH = 14$

所以 $pH = 14 - pOH = 14 - 1 = 13$

链接

pH 与人体健康

pH 在医学中有重要的意义。正常人体血液的 pH 总是维持在 $7.35 \sim 7.45$。如果人体血液的 pH<7.35 时,临床上就称为酸中毒;pH>7.45 时,称为碱中毒。pH 偏离正常范围 0.4 个单位以上就可能有生命危险,必须采取适当的措施纠正血液的 pH。

人体血液的 pH 可直接影响身体各部分的机能。如果血液的 pH 不正常,细胞的功能就不能正常发挥,体内的酶也不可能发挥最大的催化效率。人体几种体液和代谢产物的正常 pH 见表 4-2-2。

表 4-2-2 人体几种体液和代谢产物的正常 pH

体液	pH	体液	pH
成人胃液	$0.9 \sim 1.5$	大肠液	$8.3 \sim 8.4$
婴儿胃液	5.0	乳汁	$6.6 \sim 6.9$
唾液	$6.35 \sim 6.85$	泪水	7.4
胰液	$7.5 \sim 8.0$	尿液	$4.8 \sim 7.5$
小肠液	7.6	脑脊液	$7.35 \sim 7.45$

小 结

水是一种极弱的电解质,它能进行微弱的电离,生成 H^+ 和 OH^-。在 25℃ 时,水的离子积常数 K_W 为 1.0×10^{-14};氢离子浓度的负对数就是 pH。任何物质水溶液(中性、酸性或碱性)中都同时存在 H^+ 和 OH^-,其中 $[H^+]$ 和 pH 的关系为:

中性溶液 $[H^+] = 1.0 \times 10^{-7}mol/L$,pH=7

酸性溶液 $[H^+] > 1.0 \times 10^{-7}mol/L$,pH<7

碱性溶液 $[H^+] < 1.0 \times 10^{-7}mol/L$,pH>7

目标检测

一、填空题

1. 水是一种_____的电解质,能解离出极少量的_____和_____。K_W 称为水的_____,其表达式为_____。

2. 根据溶液酸碱性与氢离子浓度的关系可知,无论在中

性、酸性或碱性溶液中,都同时含有_____和_____,只是两者浓度不一定_____,两者浓度的乘积都等于_____。

3. $[H^+] = 1.0 \times 10^{-6}$ mol/L 的溶液,pH = _____,呈_____性;$[H^+] = 1.0 \times 10^{-12}$ mol/L 的溶液,pH = _____,呈_____性。

二、选择题

1. 在常温下,在纯水中加入酸或碱后,水的离子积( )
   A. 增大　　B. 减小　　C. 不变　　D. 无法判断

2. 在酸性溶液中,下列叙述正确的是( )
   A. $[H^+] > [OH^-]$　　　B. $[OH^-] > 1.0 \times 10^{-7}$ mol/L
   C. pH≤7　　　D. 只有 H^+ 存在

3. 下列关于碱性溶液的描述中,正确的是( )
   A. $[H^+] < [OH^-]$　　　B. $[H^+] > 1.0 \times 10^{-7}$ mol/L
   C. pH≥7　　　D. 只有 OH^- 存在

4. $[H^+] = 1.0 \times 10^{-14}$ mol/L 的溶液,pH 为( )
   A. 1　　B. 4　　C. 10　　D. 14

5. 已知成人胃液 pH = 1,婴儿胃液 pH = 5,问成人胃液中 $[H^+]$ 是婴儿胃液 $[H^+]$ 的倍数是( )
   A. 5　　B. 10^5　　C. 10^4　　D. 4

6. 下列溶液中,酸性最强的是( )
   A. pH = 5
   B. $[H^+] = 1.0 \times 10^{-6}$ mol/L
   C. $[OH^-] > 1.0 \times 10^{-11}$ mol/L
   D. $[OH^-] > 1.0 \times 10^{-10}$ mol/L

第3节　离子反应

电解质溶于水后全部或部分解离成离子,所以电解质在溶液里发生的反应,实质上是离子之间的反应。这种有离子参加的反应称为离子反应。

一、离子方程式

实验探究

【实验4-3-1】　在 3 支洁净的试管中分别加入 0.02mol/L 氯化钠、氯化钾、盐酸溶液,然后向试管中各滴加 0.01mol/L 硝酸银溶液数滴。

实验内容	实验现象	反应方程式
$NaCl+AgNO_3$		
$KCl+AgNO_3$		
$HCl+AgNO_3$		

思考:1. 3 支试管是否都出现相同的白色沉淀?
　　　2. 三个反应的实质是什么?

实验结果表明:3 支试管都生成了相同的白色沉淀。因为 3 种不同的电解质的溶液中均含有 Cl^-,加入 $AgNO_3$ 后,均可生成白色的 $AgCl$ 沉淀。以氯化钠

与硝酸银的反应为例分析:

$NaCl$ 与 $AgNO_3$ 的化学反应方程式为:

$$NaCl+AgNO_3 === NaNO_3+AgCl \downarrow$$

因为 $NaCl$、$AgNO_3$、$NaNO_3$ 都是易溶于水的强电解质,在溶液中都以离子的形式存在,$AgCl$ 是难溶于水的物质,以沉淀形式存在,不能写成离子,所以将上述反应改写为以下形式更符合实际:

$$Na^++Cl^-+Ag^++NO_3^- === Na^++NO_3^-+AgCl \downarrow$$

Na^+ 和 NO_3^- 反应前后没有发生变化,即没有参加实际反应。将没有参加反应的离子删除,可得到下面的化学方程式:

$$Cl^-+Ag^+ === AgCl \downarrow$$

上式表明 $NaCl$ 与 $AgNO_3$ 反应的实质是 Cl^- 与 Ag^+ 结合生成 $AgCl$ 沉淀。这种用实际参加化学反应的离子符号来表示离子反应的式子称为离子方程式。KCl、HCl 与 $AgNO_3$ 溶液反应的离子方程式,同样可以得到 $Cl^-+Ag^+ === AgCl \downarrow$。即三组反应中实际参加反应的都是 Ag^+ 与 Cl^-。

由此可见,离子方程式不仅表示一个化学反应的实质,而且还能表示同一类反应的规律。

离子方程式的书写步骤:

(1)"写":根据反应事实,写出正确的化学方程式并配平。

$$Na_2SO_4+BaCl_2 === 2NaCl+BaSO_4 \downarrow$$

(2)"拆":将易溶于水的强电解质写成离子,难溶的物质、单质、气体及水和其他弱电解质仍写成分子式。

$$2Na^++SO_4^{2-}+Ba^{2+}+2Cl^- === 2Na^++2Cl^-+BaSO_4 \downarrow$$

(3)"删":删去方程式两边相同的离子(即没参加反应的离子)。

$$SO_4^{2-}+Ba^{2+} === BaSO_4 \downarrow$$

(4)"查":检查方程式两边各元素的原子数目及离子所带电荷总数是否相等。

考点提示:离子方程式的书写

二、离子反应发生的条件

知识迁移

$AgNO_3$ 和 $NaCl$ 这两种电解质溶液混合就能发生离子反应。是不是任意两种(或多种)电解质溶液混合都能够发生离子反应?离子反应发生是有条件的,需要什么条件呢?

电解质在溶液中的离子反应,应满足以下条件:生成沉淀(难溶于水的物质),生成气体或生成难解离的物质。

1. 生成难溶于水的物质　如 AgI、$BaSO_4$、$CaCO_3$、

$Cu(OH)_2$ 等。

如硫酸铜溶液和氢氧化钠溶液的反应,有难溶于水的 $Cu(OH)_2$ 沉淀生成。化学方程式为:

$$CuSO_4+2NaOH == Na_2SO_4+Cu(OH)_2\downarrow$$

该反应的离子方程式为

$$Cu^{2+}+2OH^- == Cu(OH)_2\downarrow$$

2. 生成气体　如 NH_3、CO_2,H_2,SO_2 等。

如碳酸钠与盐酸反应,有二氧化碳气体生成。化学方程式为:

$$Na_2CO_3+2HCl == 2NaCl+H_2O+CO_2\uparrow$$

该反应的离子方程式为

$$CO_3^{2-}+2H^+ == H_2O+CO_2\uparrow$$

3. 生成难解离的物质　如水,CH_3COOH 等。

如氢氧化钠与盐酸的反应,有弱电解质水生成。化学方程式为

$$NaOH+HCl == NaCl+H_2O$$

该反应的离子方程式为

$$OH^-+H^+ == H_2O$$

考点提示:离子能否大量共存

小　结

在溶液中有离子参加的反应称为离子反应。电解质在溶液中进行的反应实质上就是离子之间的重新组合。离子反应发生的条件是:①生成沉淀(难溶于水的物质);②生成气体(挥发性物质);③生成难解离的物质。书写离子方程式须注意:无论是反应物还是生成物,其中的单质、气体、沉淀、水或其他弱电解质,都不能写成离子。

目标检测

一、填空题

1. 在溶液中有离子参加的反应称为_____。

2. 电解质溶液之间的反应,实质上就是_____之间的反应。这类离子反应发生的条件,只要生成物中有_____、_____或_____等物质生成,反应就能够发生。

3. 用实际参加化学反应的离子符号来表示离子反应的式子称为_____。

二、选择题

1. 下列离子方程式书写不正确的是(　　)
    A. 氯化钡和硫酸反应　$SO_4^{2-}+Ba^{2+} == BaSO_4\downarrow$
    B. 乙酸和氢氧化钠反应
    $CH_3COOH+OH^- == CH_3COO^-+H_2O$
    C. 大理石溶于盐酸　$CO_3^{2-}+2H^+ == H_2O+CO_2\uparrow$
    D. 盐酸和锌反应制氢气　$2H^++Zn == Zn^{2+}+H_2\uparrow$

2. 离子方程式 $CO_3^{2-}+2H^+ == H_2O+CO_2\uparrow$ 中的 CO_3^{2-} 代表的物质可以是(　　)
    A. $CaCO_3$
    B. $NaHCO_3$
    C. Na_2CO_3
    D. $BaCO_3$

3. 在某无色透明的酸性溶液中,能大量共存的离子组是(　　)
    A. K^+、Cl^-、HCO_3^-、SO_4^{2-}
    B. Ca^{2+}、Na^+、Cl^-、K^+
    C. Ag^+、NO_3^-、Cl^-、Na^+
    D. Na^+、Ba^{2+}、Cl^-、SO_4^{2-}

三、将下列化学方程式改写成离子方程式

1. $CuCl_2+2NaOH == 2NaCl+Cu(OH)_2\downarrow$

2. $2Al+6HCl == 3H_2\uparrow+2AlCl_3$

3. $Cl_2+2FeCl_2 == 2FeCl_3$

第4节　盐的水解

酸在水中能解离出 H^+ 而显酸性,碱在水中能解离出 OH^- 而显碱性。盐是酸和碱中和反应的产物,那么盐的水溶液是中性的吗?碳酸钠(Na_2CO_3)是正盐,不能解离出 OH^-,又为什么被称作"纯碱"?

一、盐的水解

实验探究

【实验4-4-1】 用 pH 试纸测试浓度均为 $0.1mol/L$ 的(1)碳酸钠、(2)氯化铵、(3)氯化钠溶液。

实验记录:

被测溶液	pH	溶液的酸碱性
碳酸钠		
氯化铵		
氯化钠		

思考:三种盐溶液的酸碱性是否相同?为什么?

结果看出,碳酸钠溶液的 pH 约为10,溶液显碱性;氯化铵溶液 pH 约为5,溶液显酸性;氯化钠溶液 pH 为7,溶液显中性。

这些盐溶液的酸碱性不同,原因是这些盐解离出的离子与水解离出的 H^+ 或 OH^- 结合生成了弱电解质,破坏了水的解离平衡,改变了溶液中的 H^+ 和 OH^- 浓度,致使盐溶液显示不同的酸碱性。在盐溶液中,盐解离出的离子与水解离出的 H^+ 或 OH^- 结合生成弱电解质的反应叫做盐的水解。

二、盐的类型与不同类型盐的水解

(一) 盐的分类

根据形成盐的酸和碱的强弱不同,盐可分为 4 类(表4-4-1)。

表 4-4-1　常见的 4 类盐

盐的组成	盐的类型	实　例
强酸+强碱	强酸强碱盐	$NaCl$、Na_2SO_4
强酸+弱碱	强酸弱碱盐	NH_4Cl、NH_4NO_3
强碱+弱酸	强碱弱酸盐	Na_2CO_3、$NaHCO_3$、CH_3COONa
弱酸+弱碱	弱酸弱碱盐	CH_3COONH_4

考点提示：盐的组成规律

（二）不同类型盐的水解

1. **强酸弱碱盐**　强酸弱碱盐都能发生水解反应，水溶液显酸性，如 NH_4Cl。NH_4Cl 是强电解质，在水中全部解离成 NH_4^+ 和 Cl^-；水是弱电解质，只能解离出极少量的 H^+ 和 OH^-。

$$NH_4Cl \Longrightarrow NH_4^+ + Cl^-$$
$$+$$
$$H_2O \Longrightarrow OH^- + H^+$$
$$\Downarrow$$
$$NH_3 \cdot H_2O$$

由于 NH_4Cl 解离出的 NH_4^+ 与 H_2O 解离出的 OH^- 结合生成弱电解质 $NH_3 \cdot H_2O$，致使 OH^- 浓度降低，破坏了 H_2O 的解离平衡，使水的解离平衡向正反应方向移动，直到建立新的平衡。最终导致溶液中的 $[H^+]>[OH^-]$，即 $pH<7$，所以 NH_4Cl 溶液显酸性。NH_4Cl 水解的反应方程式为：

$$NH_4Cl + H_2O \Longrightarrow NH_3 \cdot H_2O + HCl$$

水解的离子方程式为：

$$NH_4^+ + H_2O \Longrightarrow NH_3 \cdot H_2O + H^+$$

$FeCl_3$、$Al_2(SO_4)_3$、$Cu(NO_3)_2$、$CuSO_4$ 等都属于强酸弱碱盐，其盐溶液也显酸性。

2. **强碱弱酸盐**　强碱弱酸盐也都能发生水解反应，水溶液显碱性，如 CH_3COONa。CH_3COONa 是强电解质，在水中全部解离成 Na^+ 和 CH_3COO^-；水是弱电解质，只能解离出极少量的 H^+ 和 OH^-。

$$CH_3COONa \Longrightarrow Na^+ + CH_3COO^-$$
$$+$$
$$H_2O \Longrightarrow OH^- + H^+$$
$$\Downarrow$$
$$CH_3COOH$$

由于 CH_3COONa 解离出的 CH_3COO^- 与 H_2O 解离出的 H^+ 结合生成弱电解质 CH_3COOH，致使 H^+ 浓度降低，破坏了 H_2O 的解离平衡，使水的解离平衡向正反应方向移动，直到建立新的平衡。最终导致溶液中的 $[H^+]<[OH^-]$，即 $pH>7$，所以 CH_3COONa 溶液显碱性。CH_3COONa 水解的反应方程式为：

$$CH_3COONa + H_2O \Longrightarrow CH_3COOH + NaOH$$

水解的离子方程式为：

$$CH_3COO^- + H_2O \Longrightarrow NH_3 \cdot H_2O + OH^-$$

Na_2CO_3、$NaHCO_3$、K_2CO_3 等都属于强碱弱酸盐，其盐溶液显碱性。

从以上两种盐的水解，我们可以看出盐类水解的实质是破坏了水的解离，促进水的解离平衡发生移动。

考点提示：强酸弱碱盐、强碱弱酸盐溶液的酸碱性及盐类水解的实质

3. **强酸强碱盐**　强酸强碱盐溶于水，解离出的阴、阳离子都不能与水解离出的 H^+ 或 OH^- 结合生成弱电解质，因此，不会破坏水的解离平衡，溶液中的 $[H^+]=[OH^-]$，即 $pH=7$，呈中性。即强酸强碱盐不发生水解反应，如 $NaCl$、Na_2SO_4、KNO_3 等。

4. **弱酸弱碱盐**　弱酸弱碱盐易发生水解反应，而且水解程度较大，如 CH_3COONH_4 等。由于这类盐溶液的酸碱性情况比较复杂，所以不做讨论。

知识拓展

影响盐类水解的因素

盐的水解反应是中和反应的逆反应，盐水解的程度很小。

$$酸+碱 \underset{水解}{\overset{中和}{\rightleftharpoons}} 盐+水$$

不同的盐水解程度不同，同一种盐在不同的浓度、温度、酸度条件下，水解程度也不同。影响盐类水解的主要因素是盐本身的性质。形成盐的酸或碱越弱，则盐的水解程度越大。另外还受外在因素影响：

1. **温度**　盐的水解反应是吸热反应，升高温度水解程度增大。

2. **浓度**　盐的浓度越小，一般水解程度越大。加水稀释盐的溶液，可以促进水解。

3. **溶液的酸碱性**　盐类水解后，溶液会呈不同的酸、碱性，因此控制溶液的酸、碱性，可以促进或抑制盐的水解，故在盐溶液中加入酸或碱都能影响盐的水解。例如，在配制 $FeCl_3$ 溶液时，由于发生如下的水解反应，很难得到澄清的 $FeCl_3$ 溶液：

$$Fe^{3+} + H_2O \Longrightarrow Fe(OH)_3 \downarrow + 3H^+$$

所以，在配制 $FeCl_3$ 溶液时，先用一定的盐酸溶解，抑制 Fe^{3+} 水解，再加水稀释到所需要的浓度。同样在化学实验中配制氯化亚锡（$SnCl_2$）时，也是采用类似的处理办法，尽量避免水解反应的发生。

链接

盐的水解在医学上的意义

人们在日常生活中常常用到盐的水解。临床上治疗胃酸过多、酸中毒时常使用碳酸氢钠或乳酸钠，是利用它们水解后显弱碱性的作用。治疗碱中毒时使用氯

化铵则是因它水解后显弱酸性。治疗胃溃疡时常使用铝盐,因为铝盐水解产生的胶状氢氧化铝可在溃疡表面形成保护层。但是,盐的水解也会带来不利的影响,容易水解变质的药物应保存在密闭干燥处,这是为了防止盐水解变质。

小　结

盐的类型	是否水解	溶液的酸碱性	实例
强酸强碱盐	不水解	中性	$NaCl$、Na_2SO_4
强酸弱碱盐	水解	酸性	NH_4Cl、NH_4NO_3
强碱弱酸盐	水解	碱性	Na_2CO_3、$NaHCO_3$、CH_3COONa
弱酸弱碱盐	水解	复杂,不讨论	CH_3COONH_4

　　水解的定义:盐解离出的离子与水解离出的 H^+ 或 OH^- 结合生成弱电解质的反应。

　　水解的实质:破坏了水的解离,促进水的解离平衡发生移动。

　　水解的规律:有弱才水解,无弱不水解;谁强显谁性,同强显中性。

目标检测

一、填空题

1. 在溶液中,盐解离出的离子与水解离出的 H^+ 或 OH^- 结合生成_____的反应叫做_____。
2. 盐的水解的实质是:在水中,盐的离子和_____作用,生成_____,使_____的解离平衡破坏,溶液从而显酸性或碱性。
3. 根据组成,盐可分为4类。其中_____盐的溶液显酸性,_____盐的溶液显碱性,_____盐不水解,溶液显中性。

二、选择题

1. 下列盐溶液中,显碱性的是(　　)
   A. $NaCl$　　B. Na_2SO_4　　C. Na_2CO_3　　D. NH_4Cl
2. 下列盐溶液中,显酸性的是(　　)
   A. $NaHCO_3$　B. Na_2SO_4　　C. CH_3COOK　D. NH_4Cl
3. 物质的量浓度相同的下列溶液中,pH 最大的是(　　)
   A. CH_3COONa　　　　B. NH_4Cl
   C. $NaCl$　　　　　　　D. CH_3COOH
4. 临床上纠正中毒,可以选择(　　)
   A. 氯化钠　B. 氯化铵　　C. 碳酸氢钠　D. 乳酸钠
5. 下列说法正确的是(　　)
   A. 水解反应是吸热反应
   B. 升高温度可以抑制盐类的水解
   C. 正盐水溶液 pH 均为7
   D. 某些盐的水溶液呈中性,这些盐一定是强酸强碱盐

第5节　缓冲溶液

　　人体是一个酸碱平衡的有机整体,正常人体血液的 pH 必须维持在 7.35~7.45,人体的正常生理功能才能得以保障。而人们每天都从食物中摄入一些酸性或碱性的物质,血液的 pH 仍能保持在正常范围。你知道血液的 pH 是如何保持恒定的吗?

一、缓冲作用和缓冲溶液

实验探究

【实验4-5-1】 取6支试管分别编号,在1、2号试管中各加入蒸馏水4ml,在3、4号试管中各加入 1mol/L 的氯化钠溶液 4ml,在5、6号试管中分别加入 1mol/L 的乙酸溶液和 1mol/L 的乙酸钠溶液各2ml,依次测定6支试管内溶液的 pH。然后在第1、3、5号三支试管中各滴入2滴 1mol/L 的盐酸溶液,在2、4、6号试管中各滴入2滴 1mol/L 的氢氧化钠溶液,摇匀,再分别测定这6支试管的 pH。

实验记录:

试管编号	加入试剂的量	pH	加酸后 pH	加碱后 pH	pH 变化情况
1	蒸馏水 4ml		–		
2	蒸馏水 4ml			–	
3	NaCl 4ml		–		
4	NaCl 4ml			–	
5	CH_3COOH 2ml CH_3COONa 2ml				
6	CH_3COOH 2ml CH_3COONa 2ml				

思考: 6支试管中加酸或加碱后 pH 有变化吗? 怎样变化的?

　　实验结果表明,在蒸馏水和 NaCl 溶液中加入少量酸,溶液的 pH 明显降低,在蒸馏水和 NaCl 溶液中加入少量碱,溶液的 pH 明显升高。而在乙酸和乙酸钠的混合溶液中加入少量的酸或碱时,溶液的 pH 无明显变化。由此可见,一般的溶液没有抗酸和抗碱的能力,而乙酸和乙酸钠混合溶液则具有抵抗外来少量酸和碱,而保持溶液 pH 稳定的能力。像乙酸和乙酸钠混合溶液这样,能够对抗外来少量酸、少量碱或适量稀释而保持溶液 pH 几乎不变的作用称为缓冲作用。具有缓冲作用的溶液称为缓冲溶液。

考点提示:缓冲溶液的缓冲作用

二、缓冲溶液的组成和类型

　　缓冲溶液之所以具有缓冲作用,是因为在缓冲溶液中同时含有抗酸成分和抗碱成分,而且两种成分之间存在化学平衡。通常把这两种成分称为缓冲对或缓冲系。常见的缓冲对有 3 种类型(表4-5-1)。

表 4-5-1　缓冲溶液常见的 3 种类型

缓冲对的类型	实例	抗酸成分	抗碱成分
1　弱酸及其对应的盐	$CH_3COOH-CH_3COONa$	CH_3COONa	CH_3COOH
2　弱碱及其对应的盐	$H_2CO_3-NaHCO_3$	$NaHCO_3$	H_2CO_3
	$NH_3 \cdot H_2O-NH_4Cl$	$NH_3 \cdot H_2O$	NH_4Cl
3　多元弱酸的酸式盐	$NaHCO_3-Na_2CO_3$	Na_2CO_3	$NaHCO_3$
及其对应的次级盐	$NaH_2PO_4-Na_2HPO_4$	Na_2HPO_4	NaH_2PO_4

缓冲溶液之所以能保持溶液的 pH 几乎不变,是因为缓冲对的抗酸成分和抗碱成分能够分别对抗外来的少量强碱或少量强酸,维持了溶液的 pH。

考点提示:缓冲溶液的组成

三、缓冲溶液在医学上的意义

缓冲溶液在人体内非常重要。例如,血液的 pH 必须维持在 7.35~7.45,如果血液的 pH 改变 0.1 个单位以上,就会发生疾病,表现出酸中毒或碱中毒,严重时可危及生命。为什么血液的 pH 能够维持在一个窄小的范围内呢? 原因是血液中血浆含有多种缓冲对:$H_2CO_3-NaHCO_3$、$NaH_2PO_4-Na_2HPO_4$、Na^+-蛋白质-H^+-蛋白质。在这些缓冲对中,$H_2CO_3-NaHCO_3$缓冲对最为重要。

链接

在血浆缓冲体系中,$H_2CO_3-NaHCO_3$缓冲对浓度最大,作用最强。$NaHCO_3$为强电解质,在溶液中全部解离成 Na^+ 和 HCO_3^-;H_2CO_3是弱电解质,只解离出少量的 H^+ 和 HCO_3^-,绝大多数仍以 H_2CO_3 分子存在。它们的解离方程式如下:

$$NaHCO_3 =\!=\!= Na^+ + HCO_3^-$$
$$H_2CO_3 \rightleftharpoons H^+ + HCO_3^-$$

根据 $NaHCO_3$ 和 H_2CO_3 的解离情况分析得出,在 $H_2CO_3-NaHCO_3$ 缓冲溶液中,存在大量的 H_2CO_3 和 HCO_3^-。其中 H_2CO_3 是抗碱成分,HCO_3^- 是抗酸成分。

当代谢产生的酸性物质进入血浆后,主要由 $NaHCO_3$ 解离出的 HCO_3^- 与外来的 H^+ 结合生成 H_2CO_3,使 H_2CO_3 的解离平衡逆向移动。建立新平衡时,HCO_3^- 的浓度略有减少,H_2CO_3 的浓度略有增加,过量的 H_2CO_3 将随血液流经肺部时,分解为 H_2O 和 CO_2,并通过呼吸将 CO_2 排出体外,而 H^+ 浓度几乎没有变化,所以血液的 pH 几乎不变。

当代谢产生的碱性物质进入血浆后,H_2CO_3 解离出来的 H^+ 与外来的 OH^- 结合生成 H_2O,使 H_2CO_3 的解离平衡正向移动,使因与外来 OH^- 结合而消耗的 H^+ 得到补充。建立新平衡时,H_2CO_3 的浓度略有减少,HCO_3^- 的浓度有增加,过量的 HCO_3^- 将随血液流经肾脏时进行生理调节,随着尿液排出体外,而 H^+ 浓度几乎没有变化,因此血浆的 pH 保持基本恒定。

所以,由于血液中多种缓冲系的缓冲作用和肺、肾的调节作用,正常人血液的 pH 才能够基本保持在恒定的狭窄范围 7.35~7.45。

必须指出的是,缓冲溶液的缓冲作用是有限度的。当外来的酸或碱的量过多时,耗尽了缓冲对中的抗酸成分和抗碱成分,缓冲溶液就会失去缓冲能力,此时溶液的 pH 将会发生明显的改变。

缓冲溶液在医学上有广泛的用途。如在生物体内的许多化学反应,受到各种酶的控制,而每一种酶只有在一定的 pH 下才有活性。例如,胃蛋白酶所需的 pH 是 1.5~2.0,pH 超过 4.0 时,它即完全失去活性。另外,微生物的培养,组织的切片和细菌的染色,中草药成分的提取分离,某些药物配制成溶液,其 pH 都要保持恒定,血库中血液的冷藏也需要一定的缓冲溶液。

小　结

能够对抗外来少量酸、少量碱或适量稀释而保持溶液 pH 几乎不变的作用称为缓冲作用。具有缓冲作用的溶液称为缓冲溶液。缓冲溶液由抗酸成分和抗碱成分组成。常见的缓冲对有 3 种类型:①弱酸及其对应的盐;②弱碱及其对应的盐;③多元弱酸的酸式盐及其对应的次级盐。在血浆多种缓冲体系中,$H_2CO_3—NaHCO_3$ 缓冲对浓度最大,作用最强,其中 H_2CO_3 是抗碱成分,HCO_3^- 是抗酸成分。

目 标 检 测

一、填空题

1. 能够_____或适量稀释而保持溶液_____几乎不变的作用称为缓冲作用。具有缓冲作用的溶液称为_____。

2. 常见的缓冲对主要有 3 种类型_____、_____和_____。

3. 正常人体血液的 pH 必须维持在_____,在血液多种缓冲对中最重要的一个缓冲对是_____,其中_____是抗碱成分,_____是抗酸成分。

二、选择题

1. 对于缓冲作用的叙述,下面说法正确的是(　　　)
   A. 能够对抗外来酸而保持溶液 pH 几乎不变的作用
   B. 能够对抗外来碱而保持溶液 pH 几乎不变的作用
   C. 能够对抗外来大量酸或碱而保持溶液 pH 几乎不变的作用
   D. 能够对抗外来少量酸、少量碱或适量稀释而保持溶液 pH 几乎不变的作用

2. 下列各组物质可作为缓冲对的是(　　　)
   A. $H_2CO_3-Na_2CO_3$　　　B. $CH_3COOH-CH_3COONa$
   C. $HCl-NaCl$　　　D. $NaOH-NaCl$

3. 下列溶液各加入 2 滴 $1mol/L$ 的盐酸溶液,其 pH 变化最小的是(　　　)
   A. $1mol/L$ CH_3COOH　　B. $1mol/L$ CH_3COONa
   C. $1mol/L$ $NH_3 \cdot H_2O$
   D. $1mol/L$ CH_3COOH 和 $1mol/L$ CH_3COONa 的混合液

第5章 元素及其化合物

丰富多彩的物质世界由100多种元素组成,其中非金属元素22种,位于元素周期表的右上方;金属元素90多种,位于元素周期表的左下方。通过学习常见元素及其化合物,了解它们在社会生产和人类生活中的应用及其重要意义。

第1节 常见非金属单质及其化合物

一、氯及其化合物

氯(Cl)是一种重要的非金属元素,易和活泼金属元素结合成盐,一般以氯化物的形式广泛存在于自然界。例如,盐井、盐湖、海水里都含有丰富的氯化钠等盐类。

氯化物在日常生活中有着重要的用途,例如,常用的饮食调味品食盐的主要成分就是$NaCl$;医疗上给患者大量补液及清洗伤口所用的生理盐水就是浓度为9g/L的$NaCl$溶液;氯化钾在医疗上用于治疗和预防低钾血症;氯化钙静注液可以治疗血钙降低引起的手足搐搦、肠绞痛、渗出性水肿及镁中毒等。

> **知识迁移**
>
> 氯元素位于周期表中第_____周期,第_____族。
> 画出氯元素的原子结构示意图。

氯原子最外层电子数是7个,很容易得到一个电子而成为带一个负电荷的氯离子,化合价为-1价,属典型的非金属元素。氯在自然界中以化合态存在,不存在游离态。

元素周期表中,最外层电子数是7个的元素有:氟(F)、氯(Cl)、溴(Br)、碘(I)、砹(At),它们都位于周期表中第ⅦA族,统称为卤族元素,简称卤素。

> **链接**
>
> **氟、碘与人体健康**
>
> 氟、碘都是人体必需的微量元素,有极其重要的生理作用。
>
> 氟对牙齿和骨骼的形成,以及钙和磷的代谢,都有重要的作用。适量的氟对人体有利,一般认为,每日氟的最高摄入量为4~5mg,如果超过6mg就会引起氟中毒。

> 碘是甲状腺激素的重要组成成分。人体内的碘以化合物的形式存在,其生理功能是通过形成甲状腺激素而起作用。因此,甲状腺素所具有的生理作用和重要功能,都与碘有直接关系。

(一) 氯气(Cl₂)

氯气分子是由两个氯原子组成的双原子分子(Cl_2),两个氯原子共用1对电子,形成一个共价键。

> **知识迁移**
>
> 写出Cl_2的电子式和结构式。

1. **氯气的物理性质和用途** 氯气通常状况下,是一种有剧烈刺激性气味的黄绿色气体。压强为101kPa时,当温度降到-34.6℃时气态氯变成液态氯,简称液氯;当温度继续降到-101℃时液态氯变成固态氯。

氯气有毒,吸入少量氯气会刺激呼吸道黏膜而使其发炎,引起胸部疼痛和咳嗽,吸入大量氯气会造成窒息死亡。

在实验室里,闻氯气时,应该十分小心,用手轻轻地在瓶口扇动,仅使极少量的氯气进入鼻孔。

考点提示:氯气的物理性质;氯气的毒性和闻法

氯气的用途广泛,它是制取盐酸、漂白粉、炸药、农药、有机染料和有机溶剂等的原料,能用来漂白布匹、纸张,还可用来消毒自来水。

考点提示:氯气的主要用途

2. **氯气的化学性质** 氯气的化学性质非常活泼,能与多种金属和非金属直接化合,还能与水及碱等化合物发生反应,是一种常用的强氧化剂。

(1)氯气与金属的反应:

> **实验探究**
>
> 【实验5-1-1】 用坩埚钳将灼热的铜丝放入充满氯气的集气瓶中,如图5-1-1。观察发生的现象。
>
> | 实验内容 | 实验现象 | 实验结论 |
> | --- | --- | --- |
> | | | |
> | | | |

思考:1. 什么是燃烧反应?

　　2. 举出一些学过的燃烧反应。

　　3. 比较铁、硫、碳等在氧气中的燃烧与铜等金属在氯气中的燃烧,有什么共同的特点?

$$Cu+Cl_2 \xrightarrow{\text{点燃}} CuCl_2$$

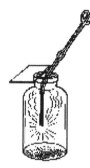

图 5-1-1　铜在氯气中燃烧

大多数金属在点燃或灼热的条件下,都能在氯气里燃烧,与氯气直接化合生成氯化物。

$$2Na+Cl_2 \xrightarrow{\text{点燃}} 2NaCl$$

$$2Fe+3Cl_2 \xrightarrow{\text{点燃}} 2FeCl_3$$

由于氯气具有强氧化性,所以铁与氯气反应生成 $FeCl_3$,铁的化合价为+3 价。

但是,在通常情况下,干燥的氯气不能与铁反应,因此,可以用钢瓶储运液氯。

通过讨论可以知道,燃烧不一定要有氧气参加,任何发光、发热的剧烈的化学反应,都可以叫做燃烧。

(2) 氯气与非金属的反应:氯气能与少数非金属直接化合。如纯净的 H_2 可以在 Cl_2 中平静地燃烧,发出苍白色火焰,生成 HCl 气体。如果加热 Cl_2 和 H_2 的混合气体,则会发生爆炸。

$$H_2+Cl_2 \xrightarrow{\text{点燃}} 2HCl$$

磷也能在氯气中燃烧,生成三氯化磷或五氯化磷。

$$2P+3Cl_2 \xrightarrow{\text{点燃}} 2PCl_3$$

$$2P+5Cl_2 \xrightarrow{\text{点燃}} 2PCl_5$$

(3) 氯气与水的反应:氯气能溶于水中,在常温下,1 体积水约溶解 2 体积的氯气。氯气的水溶液叫"氯水",呈黄绿色。溶解于水的氯气能够与水发生反应,生成盐酸和次氯酸。

$$Cl_2+H_2O \rightleftharpoons HClO+HCl$$

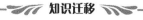
知识迁移

写出氯水中存在的粒子成分。

HClO 是一种酸性很弱的酸。

HClO 不稳定,容易分解放出氧气。当氯水受到日光照射时,HClO 的分解速率加快。

$$2HClO \xrightarrow{\text{光照}} 2HCl+O_2\uparrow$$

HClO 是一种强氧化剂,能杀死水里的病菌,所以,自来水常用氯气(在 1L 水中通入约 0.002g Cl_2)来杀菌消毒。HClO 的强氧化性还能使染料和有色有机物褪色,用作棉、麻和纸张等的漂白剂。

📖 实验探究

【实验 5-1-2】　取干燥的和湿润的有色布条各一条,分别放入两个集气瓶中,然后通入氯气,如图 5-1-2。观察发生的现象。

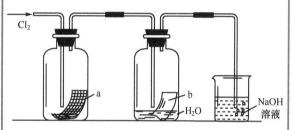

a:干燥的有色布条　b:湿润的有色布条

图 5-1-2　次氯酸的漂白作用

实验内容	实验现象	实验结论

思考:氯气可以使湿润的有色布条褪色,不能使干燥的有色布条褪色,这一实验现象说明了什么?

(4) 与碱反应:氯气与碱溶液反应,生成次氯酸盐和金属氯化物。次氯酸盐比次氯酸稳定,容易储运。工业上用氯气和消石灰[$Ca(OH)_2$]作用来生产漂白粉。漂白粉的有效成分就是次氯酸钙[$Ca(ClO)_2$]。

$$2Cl_2+2Ca(OH)_2 =\!=\!= Ca(ClO)_2+CaCl_2+2H_2O$$

在潮湿的空气里,次氯酸钙与空气里的二氧化碳和水蒸气反应,生成次氯酸。所以,漂白粉也具有漂白、杀菌和消毒作用。漂白粉可用来漂白棉、麻、纸浆等植物性纤维;也用于游泳池、污水坑和厕所等的消毒;还常用于灾害后环境的杀菌、消毒。

$$Ca(ClO)_2+CO_2+H_2O =\!=\!= CaCO_3\downarrow +HClO$$

考点提示:氯气的化学性质;次氯酸、漂白粉的漂白作用;
　　　　　漂白粉的存放

(二) 氯化物

1. 氯化氢(HCl)　氯化氢是无色、有刺激性气味的气体,比空气密度大,极易溶于水。常温下,1 体积的水能溶解约 500 体积的氯化氢。

【实验 5-1-3】　在干燥的圆底烧瓶里充满氯化氢,用带有玻璃管和滴管(滴管里预先吸入水)的塞子塞紧瓶口。立即倒置烧瓶,使玻璃管口插入盛有石蕊溶液的烧杯里。挤压滴管的胶头,使少量水进入烧瓶(如图 5-1-3)。

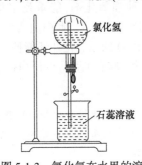

氯化氢

石蕊溶液

图 5-1-3　氯化氢在水里的溶解

实验内容	实验现象	实验结论

思考:1. 喷泉形成的原理是什么?

　　　2. 氯化氢的喷泉实验说明了什么?

氯化氢的水溶液呈酸性,称为氢氯酸,俗称盐酸。盐酸是无色有刺激性气味的溶液,是常用的强酸之一,具有酸的一般性质,能使酸碱指示剂变色,能与活泼金属发生置换反应,能与碱发生中和反应,能与盐发生复分解反应。盐酸在与活泼金属、碱和盐的反应中,都生成金属氯化物。

2. 氯离子的检验

【实验 5-1-4】　向两支分别盛有适量 NaCl、Na$_2$CO$_3$ 溶液的试管中,各加入几滴 AgNO$_3$ 溶液。观察试管中发生的现象。再分别滴入几滴稀硝酸,两支试管又有什么变化?

实验内容	实验现象	实验结论

思考:1. 检验 Cl$^-$ 时能否只用 AgNO$_3$ 溶液?

　　　2. AgCl 和 Ag$_2$CO$_3$ 沉淀在稀硝酸中的溶解性一样吗?

实验知道,Cl$^-$ 与 Ag$^+$ 反应生成 AgCl 白色沉淀,此外,CO$_3^{2-}$ 也可与 Ag$^+$ 反应生成 Ag$_2$CO$_3$ 白色沉淀。

$$Ag^+ + Cl^- == AgCl\downarrow$$
$$2Ag^+ + CO_3^{2-} == Ag_2CO_3\downarrow$$

AgCl 不溶于稀硝酸,而 Ag$_2$CO$_3$ 溶于稀硝酸:

$$Ag_2CO_3 + 2HNO_3 == 2AgNO_3 + H_2O + CO_2\uparrow$$

因此,在用 AgNO$_3$ 溶液检验 Cl$^-$ 时,可先在被检的溶液中滴入少量稀硝酸,使其酸化,排除 CO$_3^{2-}$ 等的干扰。然后,再滴入 AgNO$_3$ 溶液,如生成白色沉淀,则可判定被检溶液中含有 Cl$^-$。

二、硫及其化合物

硫(S)是一种重要的非金属元素。在自然界,游离态的天然硫主要存在于火山喷发口附近或地壳的岩层里。以化合态存在的硫在自然界分布很广,主要是硫化物和硫酸盐等。硫还是生物体某些蛋白质的重要组成元素。

硫位于元素周期表中第_____周期,第_____族。画出硫元素的原子结构示意图。

硫原子的原子结构和氧原子相似,最外层电子数都是 6 个,在化学反应中都容易得到 2 个电子而成为带两个负电荷的离子,化合价为 -2 价,表现出活泼的氧化性。

元素周期表中,原子最外层电子数是 6 个的元素有:氧(O)、硫(S)、硒(Se)、碲(Te)、钋(Po),它们都位于周期表中第 ⅥA 族,统称为氧族元素。

(一) 硫

1. **硫的物理性质和用途**　硫单质通常是一种淡黄色的晶体,俗称硫黄。硫很脆,易研成细粉,不溶于水,微溶于酒精,易溶于二硫化碳。硫的熔点是 112.8℃,沸点是 444.6℃。硫可发生升华和凝华,可用于硫的提纯分离。

硫有广泛的用途,主要用来制造硫酸,也是生产橡胶制品的重要原料。硫还用于制造黑火药、焰火、火柴等。医疗上,硫还可制造硫黄软膏用于医治某些皮肤病。

2. **硫的化学性质**　硫的化学性质比较活泼,容易与金属、氢气及其他非金属发生反应。

(1) 硫与金属的反应:硫能与许多金属直接化合,生成金属硫化物。

实验探究

【实验5-1-5】　给盛有适量硫黄粉的大试管加热至硫沸腾产生蒸气时，用坩埚钳夹住一束擦亮的细铜丝伸入试管口(图5-1-4)，观察发生的现象。

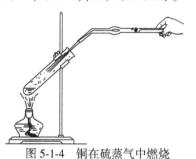

图5-1-4　铜在硫蒸气中燃烧

实验内容	实验现象	实验结论

思考：1. 比较铜与硫的反应和铜与氯气的反应有何不同？

　　2. 铁与硫反应的产物应该是什么？

$$2Na+S \xrightarrow{} Na_2S(常温下化合并爆炸)$$

$$2Cu+S \xrightarrow{\triangle} Cu_2S(硫化亚铜)$$

$$Fe+S \xrightarrow{\triangle} FeS(硫化亚铁)$$

由于硫的氧化性没有氯气强，所以硫与铁反应生成FeS，铁的化合价为+2价。

金属硫化物大多数都是有颜色而且难溶于水的固体。分析化学上利用金属硫化物在水中有不同的溶解性和颜色，来鉴别和分离不同的金属。

(2)硫与非金属的反应：硫能与氧气发生反应，生成二氧化硫，并放出大量的热。硫完全燃烧的化学反应方程式：

$$S+O_2 \xrightarrow{点燃} SO_2$$

此外，硫的蒸气能与氢气直接化合而生成硫化氢气体：

$$S+H_2 \xrightarrow{\triangle} H_2S$$

(二) 硫的化合物

1. **硫化氢(H_2S)**　硫化氢是一种无色、有臭鸡蛋气味的气体。H_2S气体的密度比空气略大。H_2S气体能溶于水。在常温、常压下，1体积的水能溶解2.6体积的硫化氢。硫化氢有剧毒：接触低浓度硫化氢常先出现眼和上呼吸道刺激症状；接触高浓度硫化氢对全身性作用较明显，表现为中枢神经系统症状和窒息症状；接触极高浓度硫化氢后在数秒或数分钟内昏迷，并呼吸骤停而死亡。

硫化氢是一种可燃性气体。在空气充足的条件下，硫化氢能完全燃烧而发出淡蓝色的火焰，并生成水和二氧化硫。

$$2H_2S+3O_2 \xrightarrow{点燃} 2H_2O+2SO_2$$

如果硫化氢燃烧时氧气不足或缓慢氧化条件下，产物中会析出单质硫。

$$2H_2S+O_2 \xrightarrow{} 2H_2O+2S$$

可以看出，硫化氢具有较强的还原性。很容易被O_2、Cl_2、SO_2等氧化。H_2S里的硫是-2价，它能够失去电子而形成游离态的单质硫或高价硫的化合物。

硫化氢的水溶液叫做氢硫酸，是一种二元弱酸。

2. **硫的氧化物**　硫的氧化物中最重要的就是二氧化硫(SO_2)和三氧化硫(SO_3)。

(1)二氧化硫：二氧化硫是一种无色、有刺激性气味的有毒气体。对眼角膜及呼吸器官的黏膜具有刺激作用，是大气污染物之一。二氧化硫的密度比空气大，易液化、易溶于水。在通常状况下，1体积水能溶解40体积的二氧化硫。

SO_2溶于水后，可以与水化合生成亚硫酸(H_2SO_3)，亚硫酸是一种弱酸。该反应是一个可逆反应。

$$SO_2+H_2O \Longleftrightarrow H_2SO_3$$

实验探究

【实验5-1-6】　将二氧化硫气体通入装有适量品红溶液的试管里。观察品红溶液颜色的变化。再给试管加热(如图5-1-5)。观察溶液发生的变化。

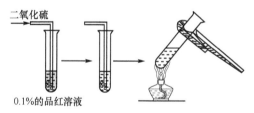

0.1%的品红溶液

图5-1-5　二氧化硫漂白品红溶液

实验内容	实验现象	实验结论
SO_2气体通入品红溶液中		
加热溶有SO_2的品红溶液		

思考：1. 以上实验说明了什么？

　　2. 学过的物质中还有哪些具有漂白性？它们的漂白原理是否相同？

二氧化硫能漂白某些有色物质，工业上常用二氧化硫漂白纸浆、毛、丝、草编制品等。用二氧化硫漂白过的有色物质，在一定的条件下还可以恢复原来的颜色。这是由于二氧化硫能跟某些有色物质化合生成无色物质，但是生成的无色物质不稳定，容易分解而恢复成原来的有色物质。

考点提示：二氧化硫的漂白

在二氧化硫中,硫的化合价是+4价,因此,二氧化硫既具有一定的氧化性,使硫的化合价降低,又具有一定的还原性,使硫的化合价升高。例如,SO_2与O_2在一定温度和有催化剂存在的条件下,可以反应生成SO_3,该反应是一个可逆反应。此反应中,SO_2是还原剂。

$$2SO_2+O_2\underset{\text{加热}}{\overset{\text{催化剂}}{\rightleftharpoons}}2SO_3$$

但在SO_2与H_2S的反应中SO_2是氧化剂。

$$SO_2+2H_2S\overset{\triangle}{=\!=\!=}2H_2O+2S$$

(2) 三氧化硫:三氧化硫是无色、易挥发的固体,熔点为16.8℃,沸点为44.8℃。所以,在室温条件下三氧化硫是无色液体。

SO_3与H_2O反应生成硫酸,同时放出大量的热。

$$SO_3+H_2O=\!=\!=H_2SO_4+Q$$

3. 硫酸(H_2SO_4)　硫酸是常用的强酸之一。稀硫酸具有酸的一般通性。

知识迁移

举例说明稀硫酸具有酸的一般通性。

质量分数为96%~98%的硫酸为浓硫酸,密度为1.84g/cm³。浓硫酸是一种难挥发的强酸,极易溶于水,能以任意比例与水混溶,溶解时放出大量的热。稀释浓硫酸时要将浓硫酸往水中倒。浓硫酸除具有酸的通性外,还具有一些特殊性质。

考点提示:浓硫酸的稀释

(1) 浓硫酸的强吸水性:浓硫酸的吸水性很强,因此,实验室中常用来干燥不与其发生反应的气体,如氧气、氯气、二氧化碳等气体。

实验探究

【实验5-1-7】 在三支试管里分别放入少量纸屑、棉花、木屑,再滴入几滴浓硫酸。观察发生的现象。

实验内容	实验现象	实验结论

思考:1. 黑色的物质是什么?
　　　2. 以上实验说明浓硫酸具有什么性质?
　　　3. 脱水性和吸水性有什么区别?

(2) 浓硫酸的强脱水性:浓硫酸不仅能吸收游离的水分,还能从一些含碳、氢、氧的有机物中按照水的氢、氧组成比脱去氢和氧两种元素,使有机物炭化。这种作用称为浓硫酸的脱水性。例如,在蔗糖($C_{12}H_{22}O_{11}$)中滴入少量浓硫酸,不久会发现蔗糖脱水变成黑色的炭。

$$C_{12}H_{22}O_{11}\overset{\text{浓硫酸}}{=\!=\!=}12C+11H_2O$$

浓硫酸有强烈的腐蚀性,如果皮肤上沾上浓硫酸,会引起严重的灼伤。所以,当不慎将浓硫酸沾在皮肤上时,不能先用水冲洗,而要先用干布迅速拭去,再用大量水冲洗。

(3) 浓硫酸的强氧化性:加热时,浓硫酸能与大多数金属(金、铂除外)发生氧化还原反应,还原产物一般是二氧化硫。例如:

$$Cu+2H_2SO_4(\text{浓})\overset{\triangle}{=\!=\!=}CuSO_4+2H_2O+SO_2\uparrow$$

在这个反应里,浓硫酸氧化了铜(Cu 的化合价从0价升高到+2价),而浓硫酸本身被还原成二氧化硫(S 的化合价从+6价降低到+4价),因此,浓硫酸是氧化剂,铜是还原剂。

加热时,浓硫酸还能与一些非金属发生氧化还原反应。例如,加热盛有浓硫酸和木炭的试管,会发生如下反应:

$$C+2H_2SO_4(\text{浓})\overset{\triangle}{=\!=\!=}CO_2\uparrow+2H_2O+2SO_2\uparrow$$

考点提示:浓硫酸的特殊性质

在常温下,浓硫酸跟金属铁、铝等接触时,能够使金属表面生成一薄层致密的氧化物薄膜,从而阻止内部的金属继续跟硫酸发生反应,这叫做金属的钝化现象。因此,冷的浓硫酸可以用铁或铝的容器储运。但是,在受热的情况下,浓硫酸不仅能够与铁、铝等发生反应,还能与绝大多数金属起反应。

考点提示:冷的浓硫酸对铁、铝的钝化现象

4. 硫酸根离子(SO_4^{2-})的检验

实验探究

【实验5-1-8】 在三支试管里分别加入少量稀硫酸、Na_2SO_4溶液和Na_2CO_3溶液,然后各滴入几滴$BaCl_2$溶液,观察发生的现象。再加入稀硝酸,并充分振荡。继续观察现象。

实验内容		实验现象	实验结论
稀硫酸	滴入 $BaCl_2$ 溶液		
	加入稀硝酸		
Na_2SO_4 溶液	滴入 $BaCl_2$ 溶液		
	加入稀硝酸		
Na_2CO_3 溶液	滴入 $BaCl_2$ 溶液		
	加入稀硝酸		

思考:通过上述实验,说出 SO_4^{2-} 的检验方法。

Ba^{2+}能与SO_4^{2-}、CO_3^{2-}等离子反应生成白色沉淀。$BaCO_3$沉淀能溶于稀硝酸,发生反应放出CO_2。而$BaSO_4$沉淀既不溶于水,也不溶于稀硝酸。因此,检

验 SO_4^{2-} 时,可先在待检验的溶液中滴入少量稀硝酸,将其酸化,以排除 CO_3^{2-} 等的干扰。然后,再滴入 $BaCl_2$ 溶液,如产生白色沉淀,则可判断该溶液中含有 SO_4^{2-}。

有关的化学反应方程式如下:

$$H_2SO_4+BaCl_2 =\!=\!= BaSO_4\downarrow+2HCl$$

$$Na_2SO_4+BaCl_2 =\!=\!= BaSO_4\downarrow+2NaCl$$

$$Na_2CO_3+BaCl_2 =\!=\!= BaCO_3\downarrow+2NaCl$$

$$BaCO_3+2HNO_3 =\!=\!= Ba(NO_3)_2+CO_2\uparrow+H_2O$$

考点提示:SO_4^{2-} 的检验

三、氮及其化合物

氮(N)是一种重要的非金属元素,它以化合态形式存在于化合物中,是生命物质蛋白质和核酸的重要组成元素。在空气中,氮以游离态形式存在,氮气是空气的重要成分。

--- 知识迁移 ---

氮元素位于周期表中第_____周期,第_____族。画出氮元素的原子结构示意图。

(一) 氮气(N_2)

氮气是无色、无味的气体,密度比空气略小。氮气在水中的溶解度很小,通常状况下,1 体积水能溶解约 0.02 体积的氮气。

氮气分子是由两个氮原子组成的双原子分子(N_2),两个氮原子之间共用 3 对电子,形成共价三键。

--- 知识迁移 ---

写出 N_2 的电子式和结构式。

由于氮分子中的 N≡N 键很牢固,使得 N_2 结构很稳定。一般情况下,氮气的化学性质不活泼,很难与其他物质发生化学反应。但是,在高温、高压、放电等特定条件下,氮气能够与一些物质如 H_2、O_2 等发生化学反应。

1. 氮气与氢气的反应 在高温、高压和有催化剂存在的条件下,N_2 和 H_2 可以直接化合,生成氨(NH_3),并放出热量。同时,在同样条件下,NH_3 也会分解成 N_2 和 H_2,所以,这是一个可逆反应。

$$N_2+3H_2 \underset{\text{高温高压}}{\overset{\text{催化剂}}{=\!=\!=\!=}} 2NH_3$$

工业上利用这一反应原理合成氨。

2. 氮气与氧气的反应 我们知道,N_2 和 O_2 是空气的主要成分,在通常状况下,它们不起反应。但是,在放电条件下,N_2 和 O_2 却可以直接化合,生成无色、不溶于水的氧化亚氮(NO)气体。

$$N_2+O_2 \overset{\text{放电}}{=\!=\!=} 2NO$$

生成的 NO 在常温下很容易与空气中的 O_2 化合,生成红棕色、有刺激性气味的二氧化氮(NO_2)气体。

$$2NO+O_2 =\!=\!= 2NO_2$$

NO_2 是一种有毒气体,是大气污染物之一。NO_2 易溶于水,能与水反应生成 HNO_3 和 NO。工业上利用这一反应制取硝酸(HNO_3)。

$$3NO_2+H_2O =\!=\!= 2HNO_3+NO$$

链接

大气污染与环境保护

大气污染物质主要包括碳氧化物(CO)、硫氧化物(SO_2)、氮氧化物(NO、NO_2)及悬浮颗粒等。

人类进入近现代社会以来,由于经济活动及生产迅猛发展,造成大气污染的人为因素越来越凸显出来,如燃料燃烧、工业废水、废气、废物排放及交通工具尾气排放等,使大气污染日益加剧。不仅严重危害人类健康,破坏生态平衡,还会使地球的环境发生改变,如形成酸雨,破坏臭氧层,使全球气候变暖等。

我国及世界各国都在积极采取有效措施加强环境保护,这已经成为全世界人民的共识。

考点提示:氮气的性质

(二) 氨(NH_3)

氨是无色、具有刺激性气味的气体,较易液化,易溶于水。20℃时,1 体积水能溶解 700 体积的氨。氨的水溶液称为氨水。

在常压下将氨冷却或常温下加压就能使氨液化成液氨。液氨汽化需吸收热量使环境温度降低,可用作制冷剂。

考点提示:氨的物理性质

氨的化学性质较活泼,因氨分子中氮原子上有一对未共用的电子对(称为孤对电子),能与其他分子或离子以配位键相结合。氨气主要发生以下反应:

1. 氨与水的反应 氨易溶于水,大部分与水结合生成一水合氨,少部分解离出 NH_4^+ 和 OH^-,所以氨水呈弱碱性。

$$NH_3+H_2O \rightleftharpoons NH_3\cdot H_2O \rightleftharpoons NH_4^++OH^-$$

2. 氨与酸反应

实验探究

【实验5-1-9】 取两根玻璃棒分别在浓氨水和浓盐酸里蘸一下,然后将这两根玻璃棒接近(不要接触),观察发生的现象(图5-1-6)。

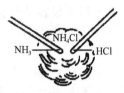

图5-1-6 氨与氯化氢的反应

实验内容	实验现象	实验结论

思考:1. 浓氨水和浓盐酸的反应现象说明了什么?
2. 用浓硫酸代替浓盐酸会发生以上反应现象吗?

可以看到,当两根玻璃棒接近时,产生大量的白烟。这种白烟是氨水挥发出的 NH_3 与盐酸挥发出的 HCl 化合生成的微小的 NH_4Cl 晶体。

$$NH_3 + HCl === NH_4Cl$$

考点提示:氨的化学性质

(三) NH_4^+ 离子的检验

实验探究

【实验5-1-10】在两支试管中各加入少量 NH_4Cl 固体和 $(NH_4)_2SO_4$ 固体,再分别向两支试管中各滴加 2mol/L 的 NaOH 溶液 1ml,加热,并用湿润的红色石蕊试纸靠近试管口。观察发生的现象。

实验内容	实验现象	实验结论

思考:根据以上实验现象说明 NH_4^+ 离子的检验方法?

铵盐与碱共热能生成氨气。例如:

$$NH_4Cl + NaOH \xrightarrow{\triangle} NaCl + NH_3\uparrow + H_2O$$

$$(NH_4)_2SO_4 + 2NaOH \xrightarrow{\triangle} Na_2SO_4 + 2NH_3\uparrow + 2H_2O$$

这一性质可用于铵根离子的检验。若向待测物中加入少量 NaOH 溶液并加热后,能有刺激性气味的气体产生,该气体能使湿润的红色石蕊试纸变蓝,则待测物中存在铵根离子。

考点提示:NH_4^+ 离子的检验;氨气的检验

(四) 硝酸(HNO_3)

硝酸是工业上应用最广泛的强酸之一。

纯硝酸是无色、易挥发、有刺激性气味的液体。常用浓硝酸的质量分数约为69%。质量分数大于98%的浓硝酸在空气中由于挥发出 NO_2 并和空气中的水蒸气相遇形成微小的 HNO_3 雾滴,而产生"发烟"现象,通常叫做发烟硝酸。

硝酸在化学性质上,除具有酸的一般性质外,还具有其特殊的性质。

1. 硝酸的不稳定性 硝酸不稳定,光照或受热的条件下很容易分解,而且浓度越大,越容易分解。

$$4HNO_3 \xrightarrow{光照} 4NO_2\uparrow + O_2\uparrow + 2H_2O$$

因此,硝酸要盛放在棕色瓶里,并放置在低温避光处。

考点提示:硝酸的特性、硝酸的保存

2. 硝酸的氧化性 硝酸是一种强氧化剂,几乎能与所有的金属(金、铂等少数金属除外)发生氧化还原反应。硝酸与金属反应时,主要是 HNO_3 中+5价的氮得到电子,被还原成较低价而形成氮的氧化物(NO_2 、NO)。例如:

$$Cu + 4HNO_3(浓) === Cu(NO_3)_2 + 2NO_2\uparrow + 2H_2O$$

$$3Cu + 8HNO_3(稀) === 3Cu(NO_3)_2 + 2NO\uparrow + 4H_2O$$

$$2NO + O_2 === 2NO_2$$

冷的浓硝酸和浓硫酸一样能使铝、铁发生钝化现象。所以,常温下可以用铝槽车装运浓硝酸。

考点提示:浓硝酸的储运

硝酸还能与许多非金属及某些有机物发生氧化还原反应。如硝酸能与碳发生反应:

$$C + 4HNO_3(浓) === CO_2\uparrow + 4NO_2\uparrow + 2H_2O$$

🔍 **链接**

硅和硅酸盐材料

硅元素在自然界中分布很广。在自然界中,没有游离态的硅,只有以化合态存在的硅,如二氧化硅、硅酸盐等。晶体硅是灰黑色、有金属光泽、硬而脆的固体,其结构类似于金刚石,熔点、沸点都很高,硬度也很大。硅的导电性介于导体和绝缘体之间,是良好的半导体材料。

硅的用途非常广泛。作为良好的半导体材料,在电子工业的发展中,硅起到了非常重要的作用。硅可用来制造集成电路、晶体管、硅整流器等半导体器件,还可制造成太阳能电池。此外,硅的合金用途也很广,例如,含硅4%的钢具有良好的导磁性,可用来制造变压器铁芯;含硅约15%的钢具有良好的耐酸性,可用来制造耐酸设备等。

水泥、玻璃、陶瓷是日常生活中常见的硅酸盐材料。

水泥是非常重要的建筑材料,用于建造高楼大厦和各种建筑工程。以黏土和石灰石为主要原料,经研磨、混合后在水泥回转窑中煅烧,再加入适量石膏,研成细粉就得到普通水泥。

玻璃也是一种重要的硅酸盐材料。住宅的窗玻璃就是最常见的普通玻璃。制造普通玻璃的原料是纯碱、石灰石和石英。由于玻璃的成分或制造工艺的差异,因而制造出了不同性能和用途的玻璃。如有色玻璃、钢化玻璃、石英玻璃、光学玻璃、玻璃纤维等。

陶瓷在我国发展历史非常悠久。它是由黏土、石英及长石等天然矿物为原料经加工、塑型、烧制而制得。早在新石器时代,我们的祖先就已经大量使用陶器了。瓷器是在陶器技术不断发展的基础上产生的,历经了20个世纪的发展,宋代瓷器达到了鼎盛。我国陶都宜兴的陶器和瓷都景德镇的瓷器,在世界上都享有盛誉。

小　结

	单质的主要性质	重要化合物的性质	相关离子的检验
氯	氯气是一种黄绿色、有刺激性气味的、有毒的气体 氯气能与大多数金属(如钠、铁、铜等)反应;能与非金属(如氢气)反应;能与水和碱等化合物反应	氯气与水反应生成的次氯酸;与消石灰反应生成的次氯酸钙均有漂白、杀菌作用	Cl^-的检验方法:先在待测液中加稀硝酸酸化,再加入硝酸银溶液,若产生白色沉淀,则待测液中存在Cl^-
硫	硫能与金属(如钠、铁、铜等)反应;能与非金属(如O_2、H_2等)反应。	硫化氢是一种无色、有臭鸡蛋气味的、有毒的气体 二氧化硫能漂白纸浆、毛、丝、草编制品等 浓硫酸除具有酸的通性,还具有强的吸水性、脱水性、氧化性	SO_4^{2-}的检验方法:先在待测液中加稀硝酸酸化,再加入氯化钡溶液,若产生白色沉淀,则待测液中存在SO_4^{2-}
氮	氮气的化学性质不活泼,只在特定条件下与一些物质(如H_2、O_2等)发生反应	氨是无色、具有刺激性气味的气体,较易液化,易溶于水 冷的浓硝酸、浓硫酸能使铝、铁发生钝化现象	NH_4^+的检验方法:先在待测物中加氢氧化钠溶液,并加热,若产生的气体能使湿润的红色石蕊试纸变蓝,则待测物中存在NH_4^+

目标检测

一、填空题

1. 氯元素位于元素周期表第_____周期,第_____族。其最外电子层的电子数为_____,最高正化合价为_____。

2. 硫元素位于元素周期表第_____周期,第_____族。其最外电子层的电子数为_____,最高正化合价为_____。

3. 氮元素位于元素周期表第_____周期,第_____族。其最外电子层的电子数为_____,最高正化合价为_____。

4. 浓硫酸除具有酸性外,还具有强_____、强_____、强_____等特性。

5. 漂白粉的有效成分是_____。

二、选择题

1. 下列物质中,属于纯净物的是(　　)
   A. 氯水　　B. 盐酸　　C. 液氯　　D. 漂白粉

2. 下列物质中,能使有色布条褪色的是(　　)
   A. 氯水　　　　　　B. 盐酸
   C. 氯化钠溶液　　　D. 氯化钙溶液

3. 下列物质中,不属于纯净物的是(　　)
   A. 氨水　　　　　　B. 氨气
   C. 液氨　　　　　　D. 氯化铵晶体

4. 硝酸应避光保存是因为它具有(　　)
   A. 挥发性　　　　　B. 不稳定性
   C. 强酸性　　　　　D. 强氧化性

5. 能使干燥有色布条褪色的是(　　)
   A. 氯气　　B. 氯水　　C. 氯化氢　　D. 液氯

6. 下列无色气体中,能使湿润的红色石蕊试纸变蓝色的是(　　)
   A. CO_2　　B. SO_2　　C. NH_3　　D. H_2S

7. 生活中常用"84"消毒液进行消毒和漂白,其中起到消毒、漂白的有效成分是(　　)
   A. NaClO　　B. NaOH　　C. Na_2O_2　　D. NaCl

8. 下列气体中,既有颜色又有毒性的是(　　)
   A. CO　　B. CO_2　　C. Cl_2　　D. N_2

9. 下列氯化物中,既能由金属和氯气直接化合生成,又能由金属和盐酸反应生成的是(　　)
   A. $FeCl_2$　　B. $FeCl_3$　　C. $MgCl_2$　　D. $CuCl_2$

10. 下列物质中,呈现黄绿色的是(　　)
    A. NO　　B. NO_2　　C. HCl　　D. Cl_2

11. 下面关于硫的叙述不正确的是(　　)
    A. 在自然界硫以单质和化合物的形式存在
    B. 硫黄、硫华都是硫的单质
    C. 硫可形成+6价的化合物
    D. 在硫与铁、氢气、氧气的反应中,硫均为氧化剂

12. 下列气体不能用浓硫酸干燥的是(　　)

A. 氧气　　　　　B. 氨气

C. 二氧化硫　　　D. 甲烷

13. 在下列物质中,同时含有氯分子、氯离子、次氯酸的是

（　　）

A. 液氯　　B. 氯水　　C. 氯酸钾　　D. 次氯酸钙

三、判断题

1. 氯气、液氯、氯水是同一种物质,只是存在状态不同,都是纯净物。（　　）

2. 稀释浓硫酸时应该边搅拌边加水。（　　）

3. 向某溶液中加入硝酸银溶液产生白色沉淀,该溶液中一定存在 Cl^-。（　　）

4. Cl_2 以液态形式存在时叫氯水。（　　）

5. 浓硫酸能够用于干燥某些气体,是由于它有吸水性。

（　　）

第2节　常见金属单质及其化合物

本节我们将学习几种常见的金属及其化合物,认识它们的重要性质和用途。

一、金属的通性

金属表面一般都有金属光泽。例如,金呈黄色光泽;铜呈紫红色光泽。大多数金属则呈银白色光泽。

金属具有良好的延展性,可以将它们拉成细丝（如金丝等）或锤击成薄片（如金箔、铝箔等）。

金属具有良好的导电性和优良的导热性。社会生产中常用的导电导热金属是铜和铝。

大多数金属元素原子的最外层电子数一般少于4个,在发生化学反应时,它们的最外层电子容易失去而成为金属阳离子,具有还原性。

金属具有上述共性,是因为它们具有相似的结构。金属原子一般都以有规则的密集堆积的方式形成金属晶体。金属晶体中金属原子容易失去某些最外层电子（成为"自由电子"）而形成金属离子。金属离子和自由电子之间存在着较强的作用,因而使许多金属离子结合在一起形成晶体。

考点提示:金属的通性

金属除了以上共性外,各种金属还具有各自不同的特性和用途。

二、钠及其化合物

钠（Na）金属呈银白色光泽。钠的密度仅为 $0.97 g/cm^3$,比水轻,熔点 97.8℃。硬度较小,可用刀切割,新切断面呈银白色光泽,接触空气后被氧化,颜色变暗。

考点提示:钠的物理性质

▽▽▽ 知识迁移 ▽▽▽

钠位于周期表中第＿＿＿＿周期,第＿＿＿＿族。画出钠的原子结构示意图。

（一）钠的化学性质

钠原子最外电子层只有1个电子,在化学反应中非常容易失去该电子而成为带一个正电荷的钠离子,是一种强还原剂。钠的化学性质非常活泼,能很容易地跟氯气、氧气等非金属发生化学反应。

1. 钠与氧气的反应

实验探究

【实验5-2-1】　把一小块金属钠放在坩埚里,加热,观察发生的现象。

实验内容	实验现象	实验结论

思考:1. 加热后,钠有什么变化?

2. 其他金属能否与氧气发生反应?

钠受热后,与氧气剧烈反应,发出黄色火焰,生成过氧化钠（Na_2O_2）淡黄色固体。

$$2Na + O_2 \xrightarrow{\text{点燃}} Na_2O_2$$

2. 钠与水的反应

实验探究

【实验5-2-2】　在一支试管里加入 3ml 水,再滴入 2 滴酚酞试液,然后用镊子往试管中加入一小粒金属钠,观察现象。

实验内容	实验现象	实验结论

思考:1. 钠的化学性质是否活泼?

2. 反应后溶液显酸性还是碱性?

3. 实验室里如何保存金属钠?

实验表明,钠比水轻,浮在水面上,钠与水发生剧烈的反应,放出大量的热,放出的热使钠粒熔化成小球。加入酚酞,无色透明的溶液变红,表明溶液呈碱性。反应中有气体生成。

$$2Na + 2H_2O \longrightarrow 2NaOH + H_2\uparrow$$

考点提示:钠的化学性质

因为钠的化学性质很活泼,暴露在空气中易发生化学反应,所以,金属钠通常保存在液状石蜡或煤油里。

考点提示:金属钠的保存

（二）钠的重要化合物

1. 过氧化钠（Na_2O_2）　过氧化钠是淡黄色粉末，密度为 2.805g/cm^3。Na_2O_2 具有强氧化性，在熔融状态时遇到棉花、炭粉、铝粉等还原性物质会发生爆炸。因此，存放过氧化钠时应注意安全，不能与易燃物接触。它易吸潮，遇水或稀酸时会发生反应，生成氧气。

$$2Na_2O_2+2H_2O \xrightarrow{\quad\quad} 4NaOH+O_2\uparrow$$
$$2Na_2O_2+2H_2SO_4（稀）\xrightarrow{\quad\quad} 2Na_2SO_4+O_2\uparrow+2H_2O$$

过氧化钠还能与二氧化碳反应，放出氧气。

$$2Na_2O_2+2CO_2 \xrightarrow{\quad\quad} 2Na_2CO_3+O_2\uparrow$$

根据这个性质，过氧化钠可用于矿山、坑道、潜水或宇宙飞船等缺氧的场合，Na_2O_2 与人体呼出的 CO_2 反应生成 O_2 以供人体需要。过氧化钠还可用于消毒、杀菌和漂白。

2. 碳酸钠（Na_2CO_3）和碳酸氢钠（$NaHCO_3$）　碳酸钠俗称纯碱或苏打。碳酸氢钠俗称小苏打。两者的水溶液都呈碱性，碳酸钠溶液碱性稍强。

> **知识迁移**
> 碳酸钠和碳酸氢钠的水溶液为什么都呈碱性？它们各属于哪种类型的盐？

碳酸钠主要用于食品、医药、肥皂、造纸、印染、玻璃等工业的原料，还可用于冶金工业做助熔剂等。碳酸氢钠可用于食品工业，也可用做灭火剂。

3. 氢氧化钠（$NaOH$）　氢氧化钠是一种最常用的强碱，俗称烧碱、火碱、苛性碱。$NaOH$ 具有强腐蚀性。其固体或浓溶液一般用塑料容器存放，而不能用玻璃容器存放。

氢氧化钠广泛用于石油、造纸、制皂、纺织、印染等工业。常把盐酸、硫酸、硝酸、碳酸钠、氢氧化钠称为"三酸二碱"，是化学工业的基本原料。

考点提示：过氧化钠、碳酸钠、碳酸氢钠、氢氧化钠的用途

钠及其挥发性盐，在无色火焰中灼烧时会使火焰呈黄色，称为焰色反应。某些活泼金属及其挥发性盐都有焰色反应，使火焰呈特殊的颜色。例如，钙盐的焰色是砖红色；铜盐的焰色是绿色等。根据焰色反应所呈现的不同颜色，常用于某些金属或金属离子的鉴定。

三、铝及其化合物

铝呈银白色光泽，密度为 2.7g/cm^3，熔点为 660.4℃。铝以化合态存在于自然界里。铝及其合金具有许多优良的性能，在社会生产和人类生活中具有广泛用途。

考点提示：铝的物理性质

> **知识迁移**
> 铝位于周期表第_____周期，第_____族。画出铝的原子结构示意图。

（一）铝的燃烧

实验探究

【实验5-2-3】　把一小片薄铝箔卷成筒状，里面裹一纸片，在铝箔的一端固定一根粗铁丝，点燃纸片，立即伸入盛有氧气的集气瓶中（集气瓶底部放一层细沙），如图5-2-1。观察实验现象。

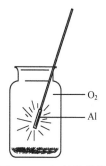

图 5-2-1　铝箔的燃烧

实验内容	实验现象	实验结论

思考：铝的燃烧和钠的燃烧比较有什么特点？

可以观察到，铝箔在氧气里剧烈燃烧，发出耀眼的白光并放出大量的热，反应生成 Al_2O_3。

$$4Al+3O_2 \xrightarrow{\text{点燃}} 2Al_2O_3$$

（二）铝与盐酸和氢氧化钠溶液的反应

实验探究

【实验5-2-4】　在两支试管中分别放入一段用砂纸新打磨的铝条，向其中一支试管中加入 6mol/L 的盐酸3ml；向另一支试管中加入 6mol/L 的氢氧化钠溶液3ml，观察实验现象。

实验内容	实验现象	实验结论

思考：1. 铝与盐酸和氢氧化钠溶液反应各生成什么气体？
　　　2. 与其他金属相比，铝的性质有什么不同？

通过实验可知，铝既能与盐酸反应又能与氢氧化钠溶液反应，反应后都生成氢气。

$$2Al+6HCl =\!=\!= 2AlCl_3+3H_2\uparrow$$
$$2Al+2NaOH+2H_2O =\!=\!= 2NaAlO_2+3H_2\uparrow$$

因此,铝制品不宜存放酸性和碱性较强的物质。

考点提示:铝的化学性质

铝在冷的浓硫酸或浓硝酸中,表面会形成一层致密的氧化物薄膜,发生钝化现象。

考点提示:铝对冷的浓硫酸或浓硝酸的钝化现象

(三) 氧化铝(Al_2O_3)

氧化铝是一种白色难溶的物质,是冶炼金属铝的原料,也是一种比较好的耐火材料。它可以用来制造耐火坩埚、耐火管和耐高温的实验仪器等。

Al_2O_3为两性氧化物,既可与酸反应,又能与碱反应。

$$Al_2O_3+6HCl =\!=\!= 2AlCl_3+3H_2O$$
$$Al_2O_3+2NaOH =\!=\!= 2NaAlO_2+H_2O$$

(四) 氢氧化铝[$Al(OH)_3$]

氢氧化铝是几乎不溶于水的白色胶状物质。它能吸附水中的悬浮物和色素。游泳池里用明矾做净水剂,就是应用了明矾水解所产生的胶状$Al(OH)_3$有很强的吸附能力,可以吸附水里的杂质,并形成沉淀,使水澄清。

氢氧化铝属于两性氢氧化物,既能与酸反应,又能与碱反应。

$$Al(OH)_3+3HCl =\!=\!= AlCl_3+3H_2O$$
$$Al(OH)_3+NaOH =\!=\!= NaAlO_2+2H_2O$$

$Al(OH)_3$的碱性略强于酸性,是临床上常见的抗酸药物。

考点提示:氢氧化铝的用途

(五) 铝合金

合金是一种金属元素与另一种或几种其他元素(金属或非金属)熔合后形成的具有金属特性的物质。由于合金具有许多优良的物理、化学性质或机械性能,在许多方面不同于各成分金属。例如,合金的熔点比它的各成分金属的熔点都低,硬度和强度比纯金属的大,密度一般比较小等。所以合金在实际生活中有着广泛的应用。

铝虽然具有耐腐蚀的优点,但铝的质地较软、易变形、不耐磨;如果将几种硬度较大的金属与铝熔合成合金,则可以大大提高其硬度,而且密度小,通常将这种铝合金叫做硬铝。铝合金门窗就是硬铝作为材料制成的,其显著特点是轻而坚韧。硬铝还可以用于制造汽车、飞机、轮船等。

考点提示:铝合金的一般特性

链接

纯金和K金

纯金直接制成金首饰太柔软、硬度小,易被磨损,而且难以镶制出各种精美的款式。向纯金中加入一定量的铜或银等金属可制成硬度较大的金合金,以增加黄金的强度和韧性,用于制造款式精美的金首饰等。金首饰的成色常用K数来表示称为"K金"。K数越高表示含金量越高。例如,24K金表示含金量99.5%以上,18K金表示含金量约75%。

四、铁及其化合物

纯铁具有银白色光泽,密度为$7.86g/cm^3$,熔点为1535℃。铁除了具有良好的导电、导热性和延展性之外,还具有铁磁性。铁是比较活泼的金属,在化学反应中可以被氧化成Fe^{2+}或Fe^{3+},常见的化合价是+2或+3价。

考点提示:铁的物理性质

(一) 铁的化学性质

常温下,铁在干燥的空气里不易和氧气发生反应。当把铁放在氧气里灼烧,就会生成黑色的四氧化三铁。

$$3Fe+2O_2 \xrightarrow{\text{点燃}} Fe_3O_4$$

铁可以与盐酸、稀硫酸反应,置换出氢气。例如,铁与盐酸反应生成氯化亚铁和氢气。

$$Fe+2HCl =\!=\!= FeCl_2+H_2\uparrow$$

铁和铝一样,在冷的浓硫酸或浓硝酸中,表面会形成一层致密的氧化物薄膜,发生钝化现象。这层致密的氧化物膜可保护里面的铁不受酸的进一步侵蚀。因此,以往曾用铁罐盛放浓硫酸。

考点提示:铁对冷的浓硫酸或浓硝酸的钝化现象

(二) 铁盐的某些性质

实验探究

【实验5-2-5】 在两支试管里分别加入2ml $FeCl_2$溶液和2ml $FeCl_3$溶液,然后各滴入几滴KSCN溶液。观察实验现象。

【实验5-2-6】 在盛有2ml $FeCl_3$溶液的试管中,加入少量的铁粉,振荡试管。充分反应后,滴入几滴KSCN溶液,观察实验现象。再加入几滴氨水,又有什么变化?

实验内容	实验现象	实验结论
$FeCl_2$+KSCN		
$FeCl_3$+KSCN		
$FeCl_3$+Fe，KSCN		
加入氨水		

思考：1. 铁盐和亚铁盐性质有什么不同？
　　　2. 如何检验 Fe^{3+}？
　　　3. 如何实现 Fe^{2+} 与 Fe^{3+} 的相互转化？

通过以上实验可知，含有 Fe^{3+} 的 $FeCl_3$ 溶液遇到 KSCN 溶液时会变成血红色，而含有 Fe^{2+} 的 $FeCl_2$ 溶液不能与 KSCN 溶液发生显色反应。实验室通常利用 Fe^{3+} 的这一特效反应来检验 Fe^{3+} 的存在。反应的离子方程式：

$$Fe^{3+}+3SCN^- ===Fe(SCN)_3$$

考点提示：Fe^{3+} 的检验

氧化性较强的物质遇到还原性较强的物质时，有可能发生氧化还原反应。Fe^{3+} 遇到较强的还原剂时，会被还原成 Fe^{2+}，比如，

$$2FeCl_3+Fe ===3FeCl_2$$

Fe^{2+} 在较强的氧化剂的作用下则会被氧化成 Fe^{3+}，比如，

$$2FeCl_2+Cl_2 ===2FeCl_3$$

以上反应说明，Fe^{3+} 与 Fe^{2+} 在一定条件下是可以相互转化的。

考点提示：Fe^{3+} 和 Fe^{2+} 的相互转化

链接

重金属污染与人体健康

重金属污染主要是指生物毒性显著的汞、铅、铬、镉及类金属砷等对环境的污染。重金属不能被生物降解，相反却能在食物链的生物放大作用下，成千百倍地富集，最后进入人体。在人体内，重金属能使蛋白质、酶等失去活性，也可在人体的某些器官中累积，造成慢性中毒，危害人体健康。

重金属无处不在。油漆、油彩、染发剂、化妆品、电池等日用品中含铅；荧光灯、霓虹灯，具有漂白及祛斑作用的化妆品中多含有汞；在冶炼、电镀、化工、印染等行业的废水中常有铬、镉等重金属离子的排出。

汞是重金属污染中毒性最大的元素。汞的污染源主要来自于工业污染、燃煤污染、酸雨污染等，严重影响人类的食物链，直接危害人体健康。

小　结

	钠	铝	铁
主要物理性质	呈银白色光泽 密度为 $0.97g/cm^3$，比水轻 熔点为 97.8℃，硬度小 在自然界以化合态存在	呈银白色光泽 密度为 $2.7g/cm^3$ 熔点为 660.4℃ 在自然界以化合态存在	呈银白色光泽 密度为 $7.86g/cm^3$ 熔点为 1535℃
主要化学性质	1. 钠在氧气里燃烧 $2Na+O_2 \xrightarrow{燃烧} Na_2O_2$ 2. 钠与水的反应 $2Na+2H_2O ===2NaOH+H_2\uparrow$	1.铝在氧气里燃烧 $4Al+3O_2 \xrightarrow{点燃} 2Al_2O_3$ 2. 铝与盐酸和氢氧化钠溶液反应 $2Al+6HCl ===2AlCl_3+3H_2\uparrow$ $2Al+2NaOH+2H_2O ===2NaAlO_2+3H_2\uparrow$	铁在氧气里燃烧 $3Fe+2O_2 \xrightarrow{点燃} Fe_3O_4$
相关离子检验	利用焰色反应		Fe^{3+} 的检验 $Fe^{3+}+3SCN^- ===Fe(SCN)_3$ （血红色）

目标检测

一、填空题

1. 钠元素位于元素周期表第_____周期，第_____族。其最外电子层的电子数为_____。在化学反应中易失去电子而形成_____价的钠离子，所以钠是一种强_____剂。

2. 铝元素位于元素周期表第_____周期，第_____族。其最外电子层的电子数为_____。在化学反应中易失去电子而形成_____价的铝离子。

3. Fe^{3+} 的检验方法是利用 Fe^{3+} 与 KSCN 发生反应生成_____色的化合物。

4. 钠在空气中很容易跟_____、_____等反应，因此，通常将钠保存在_____里。

5. 钠在自然界里只能以_____的形式存在，不能以_____的形式存在，是因为_____。

6. 氧化铝和氢氧化铝既可以与_____溶液反应，又可以与_____反应，它们是典型的_____氧化物和_____

____氢氧化物。

二、选择题

1. 纯碱的化学式为( )

  A. Na_2CO_3　　B. $NaHCO_3$　　C. $NaOH$　　D. $Ca(OH)_2$

2. 下列关于钠的叙述中,不正确的是( )

  A. 钠属于活泼的金属

  B. 在自然界里,钠的化合物种类多、分布广

  C. 少量的钠可以保存在水里

  D. 灼烧蘸有钠盐溶液的铂丝时,火焰呈黄色

3. 常温下能用铝制容器盛放的是( )

  A. 稀硝酸　　B. 浓硝酸　　C. 稀硫酸　　D. 浓盐酸

4. 氢氧化铝在临床上作为一种治疗胃酸过多的内服药,是利用了氢氧化铝的( )

  A. 两性　　B. 酸性　　C. 碱性　　D. 难溶性

5. 金属元素原子的最外层电子数一般( )

  A. 只有1~2个　　　　B. 少于4个

  C. 多于4个　　　　　D. 都有8个

6. 下列金属既能与稀盐酸反应,又能与氢氧化钠溶液反应的是( )

  A. Al　　B. Cu　　C. Fe　　D. Mg

7. 下列物质中,不能由组成它的两种元素的单质直接化合生成的是( )

  A. Al_2O_3　　B. $FeCl_2$　　C. MgO　　D. $NaCl$

8. 保存固体氢氧化钠,应该选择的容器是( )

  A. 铁制　　B. 铝制　　C. 玻璃制　　D. 塑料制

三、写出下列化合物的分子式

1. 烧碱

2. 纯碱

3. 小苏打

4. 过氧化钠

四、判断题

1. 铝、氧化铝、氢氧化铝既能和盐酸反应,又能和氢氧化钠溶液反应。( )

2. 工业上常用铁、铝罐储运浓硫酸和浓硝酸,是因为冷的浓硫酸和浓硝酸可使铁和铝的表面钝化。( )

3. 最外层电子数为2的元素一定是金属元素。( )

4. 钠在空气里燃烧时,发出砖红色火焰,生成过氧化钠。( )

第6章　有机化合物概述

第1节　有机化合物的元素组成和特性

一、有机化合物

有机化学研究的对象是有机化合物,有机化合物遍布于人类的物质世界。与人们的衣食住行、生老病死都有着极为密切的关系,如淀粉、蛋白质、油脂、塑料、橡胶、汽油、油漆和许多药物等,都属于有机化合物;生命和遗传的物质基础蛋白质和核酸,也是有机物。人体内的化学变化也多为有机化合物之间的反应。所以我们学好有机化合物的一些基本知识,对学习医学科学是非常必要的。

有机化合物的种类繁多,达几百万种以上。对有机化合物的广泛研究证明,有机化合物组成中都含有碳元素,绝大多数还含有氢元素,有的还含有氧、氮、卤素、硫、磷等元素。由于有机化合物分子中的氢原子可以被其他原子或原子团所取代,从而衍生出许多其他有机化合物,所以说有机化合物是指碳氢化合物及其衍生物。研究有机化合物的化学科学称为有机化学。

一氧化碳、二氧化碳和碳酸盐等少数物质,虽然含有碳原子,但由于它们的组成和性质与无机物相似,通常把这些化合物归为无机物。

二、有机化合物的特性

由于有机化合物分子中都含有碳元素,碳原子的结构特点决定了有机化合物与无机化合物相比具有以下一些特性。

(一)可燃性

绝大多数有机化合物都可以燃烧,如棉花、油脂、酒精和乙醚等都容易燃烧。无机物则大部分不能燃烧。

(二)熔点低

大多数有机化合物的熔点都较低,一般在300℃以下,很少有超过400℃的。无机化合物的熔点则较高,例如,氯化钠的熔点为801℃,氧化铝的熔点高达2050℃。

(三)难溶于水,易溶于有机溶剂

绝大多数有机化合物难溶于水,能溶解于有机溶剂。有机溶剂就是指能作为溶剂的有机化合物,如乙醇、汽油、丙酮、氯仿等。而无机化合物则相反,大多数能溶于水,难溶于有机溶剂。

(四)稳定性差

多数有机化合物不如无机化合物稳定,常因温度、细菌或空气的影响容易分解变质。例如,维生素C药片,本来是白色的,若是长时间放置,就会被氧化变成黄色。抗生素药片或针剂常标明失效期,就是因为这些药物过了一定时间后,会发生变质而失效。

(五)反应速率缓慢

多数无机化合物之间的反应一般是离子间进行的反应,速率较快。而有机化合物之间的反应主要在分子间进行,所以速率较慢,有些反应往往需要几天甚至更长的时间才能完成。例如,酿酒、制醋、木材的腐烂等反应都需要较长的时间。

(六)反应的产物比较复杂

有机化合物在进行主要反应的同时,常伴有副反应发生,所以反应后的产物是混合物。无机化合物之间的反应,一般很少有副反应发生。

有机化合物的这些特点都是相对的,但这些相对性综合起来,可以反映出大多数有机化合物的特点。

━━━━━ 知识迁移 ━━━━━

下列物质哪些是有机化合物?

甲烷　一氧化碳　酒精　碳酸钠　氯化钠

考点提示:有机化合物的特性

第2节　有机化合物的结构特点

一、碳原子的结构

有机化合物的基本结构是由碳原子形成的。

碳原子的最外层有 4 个电子,容易与其他原子或原子团形成 4 个共价键。

例如,甲烷的化学式为 CH_4。分子结构可表示为:

$$
H-\underset{\underset{H}{|}}{\overset{\overset{H}{|}}{C}}-H
$$

每一条短线表示一对共用电子对。

这个式子不仅能表示出分子中原子的种类和数目,还能表示出分子中原子间连接的顺序和方式。这种能表示分子中原子间连接顺序和方式的化学式,称为结构式。

二、碳碳键的类型

有机化合物中,碳原子的 4 个共价键不仅能和其他原子相结合,而且碳原子之间也可以通过共价键相互连接,其中共用一对电子的键,称为单键;共用两对电子的键,称为双键;共用三对电子的键,称为叁键。碳原子之间的单键、双键和叁键可表示如下:

$$
-\overset{|}{C}-\overset{|}{C}-\qquad -\overset{|}{C}=\overset{|}{C}-\qquad -C\equiv C-
$$

单键　　　　**双键**　　　　**叁键**

碳原子之间还可相互连接形成长短不一的链状和各种不同的环状,构成有机化合物的基本骨架。例如:

这是有机化合物种类繁多的原因之一。

考点提示:碳原子的结构特点,单键、双键、叁键

三、同分异构现象

有机化合物的结构与性质有密切的关系。例如分子组成为 C_2H_6O 的有机物,有两种不同的结构:

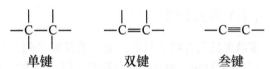

乙醇　　　　　　　**甲醚**

乙醇是我们熟悉的酒精,沸点是 78.3℃,常温下是液体,能与金属钠反应;甲醚沸点是 -23.6℃,常温下是气体,不跟金属钠发生反应。这种分子组成相同,而结构不同的化合物,互称为同分异构体,这种现象称为同分异构现象。这也是有机化合物种类繁多的又一个重要原因。每一种同分异构体都有一定的结构,为了方便起见,常用结构简式(又叫示性式)表示。如乙醇和甲醚的结构简式分别为:

$$CH_3-CH_2-OH\qquad CH_3-O-CH_3$$

乙醇　　　　　　　**甲醚**

考点提示:同分异构体、同分异构现象

第3节　有机化合物的分类

有机化合物的种类繁多,为了便于学习和研究,必须对有机化合物进行分类。一般有两种分类方法,一种是根据有机化合物碳链骨架的结构特点分类,另一种是根据官能团分类。

一、根据碳链骨架分类

有机化合物 $\begin{cases} \text{开链化合物(脂肪族化合物)} \\ \text{闭链化合物} \begin{cases} \text{碳环化合物} \begin{cases} \text{脂环族化合物} \\ \text{芳香族化合物} \end{cases} \\ \text{杂环化合物} \end{cases} \end{cases}$

(一) 开链化合物

开链化合物是指碳或碳与其他元素原子之间连接成全部是开放链状的有机化合物。由于这类化合物最初是在油脂中发现的,所以又称为脂肪族化合物。例如:

$$CH_3-CH_3\qquad CH_3-\underset{\underset{CH_3}{|}}{CH}-CH_3$$

乙烷　　　　**2-甲基丙烷**

$$CH_3—CH_2—CH_2—CH_3$$
丁烷

（二）闭链化合物

闭链化合物是指碳或碳与其他元素原子之间连接成环状的有机化合物。按组成环的原子种类不同，又分为碳环化合物和杂环化合物。

1. 碳环化合物　碳环化合物是指分子中组成环的原子全部是碳原子的化合物。根据碳环结构不同，又分为脂环族化合物和芳香族化合物。

（1）脂环族化合物：脂环族化合物是指与脂肪族化合物性质相似的碳环化合物。例如：

（或 ⬠）

环戊烷

（或 ⬡）

环己烷

（2）芳香族化合物：芳香族化合物是指苯和含有苯环的化合物。例如：

（或 ⬡）

苯

（或 ）

萘

2. 杂环化合物　杂环化合物是指组成环的原子除碳原子外，还含有其他元素原子的化合物。例如：

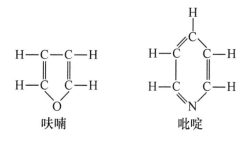

呋喃　　　　　吡啶

二、根据官能团分类

我们把能决定一类有机化合物的化学特性的原子或原子团，称为官能团。例如，乙烯分子中含有碳碳双键（$—\overset{|}{C}=\overset{|}{C}—$）、乙醇分子中含有羟基（—OH）、乙酸分子中含有羧基（—COOH）等，表6-3-1列出了有机化合物的一些主要类别及其所含的主要官能团。

表6-3-1　常见官能团及类别

官能团	名称	化合物类别
$—\overset{\|}{C}=\overset{\|}{C}—$	碳碳双键	烯烃
—C≡C—	碳碳叁键	炔烃
—X（F，Cl，Br，I）	卤素	卤代物
—OH	羟基	醇或酚
—O—	醚键	醚
$—\overset{O}{\overset{\|\|}{C}}—H$	醛基	醛
$—\overset{O}{\overset{\|\|}{C}}—$	酮基	酮
$—\overset{O}{\overset{\|\|}{C}}—OH$	羧基	羧酸
—NH₂	氨基	胺
—NO₂	硝基	硝基化合物

考点提示：有机化合物的分类

小　结

有机化合物是指碳氢化合物及其衍生物。有机化合物的组成元素：碳、氢、氧、氮、卤素、硫、磷等。有机化合物的特性：可燃性、熔点低、难溶于水易溶于有机溶剂、稳定性差、反应速率缓慢、反应的产物比较复杂。

碳原子的最外层有4个电子，容易形成4个共价键。碳原子之间可以通过共价键形成单键、双键或叁键。碳原子之间还可相互连接形成长短不一的链状和各种不同的环状。分子组成相同，而结构不同的化合物，互称为同分异构体。

有机化合物的两种分类方法：

1. 按碳链骨架分类

有机化合物
{
开链化合物（脂肪族化合物）
闭链化合物
{
碳环化合物
{
脂环族化合物
芳香族化合物
}
杂环化合物
}
}

2. 另一种是按官能团分类 把能决定一类有机化合物的化学特性的原子或原子团，称为官能团。

目标检测

一、填空题

1. 有机化合物是指_____。在组成上含有_____、_____、_____、_____等元素。

2. 绝大多数有机化合物都可以燃烧，如_____、_____、_____等。

3. 有机化合物与无机化合物相比具有的特点有_____、_____、_____、_____、_____、_____等。

4. 能表示分子中原子间链接_____和_____的化学式，称为结构式。

5. 分子_____相同，而_____不同的化合物，互称为同分异构体。

6. 碳环化合物是指分子中组成环的原子全部是_____原子的化合物。

7. 决定一类有机化合物_____的原子或原子团称为官能团。

二、选择题

1. 下列物质中，容易燃烧的是（　　）

A. K_2CO_3　　B. NaCl　　C. 汽油　　D. 金属铝

2. 下列物质中，不容易变质的是（　　）

A. 油脂　　　　　　B. 抗生素片剂

C. 维生素 C 片剂　　D. 食盐

3. 分子组成属于开链化合物的是（　　）

A. 丁烷　　B. 环戊烷　　C. 呋喃　　D. 苯

4. 烯烃的官能团是（　　）

A. 单键　　B. 双键　　C. 羟基　　D. 叁键

5. 分子组成属于芳香族化合物的是（　　）

A. 乙烯　　B. 甲烷　　C. 苯　　D. Na_2CO_3

第7章 烃

只有碳和氢两种元素组成的化合物,称为碳氢化合物,简称烃。烃是有机化合物的母体,由烃可以衍生出其他有机化合物。根据烃分子中碳原子连接方式的不同,可以将烃分为下列几类:

$$
烃\begin{cases}
开链烃(脂肪烃)\begin{cases}
饱和链烃(烷烃)\\
不饱和链烃\begin{cases}烯烃\\炔烃\end{cases}
\end{cases}\\
闭链烃\begin{cases}脂环烃\\芳香烃\end{cases}
\end{cases}
$$

第1节 甲烷 烷烃

一、甲 烷

甲烷是最简单的烷烃,它是天然气和沼气的主要成分。

(一) 甲烷的分子结构

甲烷的化学式为 CH_4,结构式为 $H{-}\overset{\displaystyle H}{\underset{\displaystyle H}{C}}{-}H$,分子模型见图7-1-1。

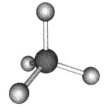   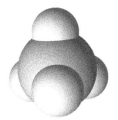

(1)球棒模型   (2)比例模型

图 7-1-1 甲烷分子模型

甲烷分子中的5个原子不在同一平面上,而是形成了一个正四面体的立体结构。碳原子位于正四面体的中心,4个氢原子分别位于正四面体的4个顶点上。甲烷的立体结构示意图见图7-1-2。

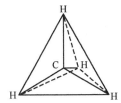

图 7-1-2 甲烷的立体结构示意图

考点提示:甲烷分子式和结构式的书写

(二) 甲烷的性质

甲烷是无色、无臭的气体,比空气轻,难溶于水。

> **实验探究**
>
> 【实验7-1-1】 把甲烷通入盛有 $KMnO_4$ 酸性溶液的试管里,观察发生的实验现象。
>
> | 实验现象 | 实验结论 |
> | --- | --- |
> | | |
>
> **思考:**通过实验能够总结出甲烷的什么性质?

从实验中可以看到,溶液颜色没有变化,这说明甲烷与高锰酸钾不发生反应。

在通常情况下,甲烷的化学性质比较稳定,既不与高锰酸钾等强氧化剂发生反应,也不与强酸、强碱发生反应。但是,甲烷的稳定性是相对的,在一定的条件下,甲烷也会发生某些反应。

1. 氧化反应 甲烷是一种优良的气体燃料,纯净的甲烷能在空气中平静地燃烧生成二氧化碳和水,同时产生大量的热。

$$CH_4 + 2O_2 \xrightarrow{\text{点燃}} CO_2 + 2H_2O + Q$$

空气中的甲烷含量在体积分数为 0.05～0.154 时,遇火立即发生爆炸。因此,在煤矿的矿井里,必须采取安全措施,如严禁烟火、注意通风等,以防止瓦斯爆炸事故的发生。

2. 取代反应

> **实验探究**
>
> 【实验7-1-2】 在一集气瓶里充入纯净的甲烷和氯气的混合气体,用玻璃片把瓶口盖好,放在光亮的地方(注意:不要放在日光直射的地方,否则会引起爆炸)。等待片刻,观察瓶内气体颜色的变化。
>
> | 实验现象 | 实验结论 |
> | --- | --- |
> | | |
>
> **思考:**通过实验又能够总结出甲烷的什么性质?

在室温下,甲烷和氯气的混合物可以在黑暗中长期保存而不起任何反应。如果把混合气体放在光亮的地方就会发生反应,黄绿色的氯气就会逐渐变淡。这个反应的化学方程式可以表示如下:

$$CH_4+Cl_2 \xrightarrow{\text{光照}} CH_3Cl+HCl$$
一氯甲烷

$$CH_3Cl+Cl_2 \xrightarrow{\text{光照}} CH_2Cl_2+HCl$$
二氯甲烷

$$CH_2Cl_2+Cl_2 \xrightarrow{\text{光照}} CHCl_3+HCl$$
三氯甲烷

$$CHCl_3+Cl_2 \xrightarrow{\text{光照}} CCl_4+HCl$$
四氯甲烷(四氯化碳)

像这样有机化合物分子中的某些原子或原子团被其他原子或原子团所取代的反应,叫做取代反应。

甲烷跟其他卤素也能发生取代反应,生成类似的化合物,如 CH_3Br、CH_2Br_2 等,所有这些统称为甲烷的卤素取代物。

考点提示:甲烷的物理性质及化学性质

链接

西气东输

中国自 2003 年超过日本,成为仅次于美国的第二大能源消费国。中国能源消费以煤炭和石油为主,这样对环境的污染很大。而天然气是一种低污染、清洁的优质高效能源,是煤炭、石油等能源的良好替代品。我国的天然气主要分布在西部地区,为了改善我国东部的能源结构,有效治理大气污染,2000 年 2 月国务院第一次会议批准启动"西气东输"工程。这是拉开西部大开发序幕的标志性建设工程:西起新疆塔里木轮南油气田,东至上海,全长 4200 千米。这样可以大大改善长江三角洲及管道沿线地区人民生活质量,有效治理大气污染。

二、烷 烃

(一)烷烃的同系物

在有机化合物里,除甲烷外,还有一系列结构和性质跟它很相似的烃,如:

甲烷	CH_4
乙烷	CH_3CH_3
丙烷	$CH_3CH_2CH_3$
丁烷	$CH_3CH_2CH_2CH_3$
戊烷	$CH_3CH_2CH_2CH_2CH_3$

以上一系列烷烃中,其碳原子间都以碳碳单键结合成链状,其余价键全部跟氢原子相结合。这样的链烃叫做饱和链烃,简称烷烃。它们的结构相似,分子组成上相差 1 个或几个 CH_2 原子团。在有机化合物中,将结构相似,在分子组成上相差 1 个或几个 CH_2 原子团的一系列化合物称为同系列。同系列中的化合物互为同系物。同系物的化学性质相似,其物理性质一般随着碳原子数目的递增表现出规律性的变化。

烷烃的分子组成通式为 $C_nH_{2n+2}(n \geq 1)$。

考点提示:烷烃的同系物及其通式

(二)烷烃的同分异构现象

烷烃中甲烷、乙烷、丙烷分子只有一种结构,没有同分异构体。而含有 4 个碳原子以上的烷烃都有同分异构体。例如:

丁烷 C_4H_{10} 有两种同分异构体:

$$CH_3-CH_2-CH_2-CH_3 \qquad CH_3-\overset{\displaystyle |}{\underset{\displaystyle CH_3}{CH}}-CH_3$$

正丁烷(沸点为-0.5℃) 异丁烷(沸点为-10.2℃)

戊烷 C_5H_{12} 有三种同分异构体:

$$CH_3-CH_2-CH_2-CH_2-CH_3$$

正戊烷(沸点为 36.2℃)

$$CH_3-\overset{\displaystyle |}{\underset{\displaystyle CH_3}{CH}}-CH_2-CH_3$$

异戊烷(沸点为 9.5℃)

$$CH_3-\overset{\displaystyle CH_3}{\underset{\displaystyle CH_3}{\overset{\displaystyle |}{\underset{\displaystyle |}{C}}}}-CH_3$$

新戊烷(沸点为 28℃)

随着碳原子数增多,烷烃同分异构体的数目迅速增多。如己烷有 5 种,庚烷有 9 种,辛烷有 18 种,等等。

考点提示:烷烃的同分异构现象

(三)烷烃的命名

有机化合物的种类繁多,数目庞大,结构复杂,为了便于识别,必须对有机化合物进行合理的命名。一般采用系统命名法和普通命名法。

1. 系统命名法

(1)直链烷烃的命名:十个及十个以下碳原子的烷烃,用天干即甲、乙、丙、丁、戊、己、庚、辛、壬、癸来表示分子中碳原子的数目;碳原子数在十个以上的,就用汉字的数字来表示碳原子的数目,称为某烷。例如:

CH_4 甲烷、C_2H_6 乙烷、C_3H_8 丙烷、$C_{12}H_{26}$ 十二烷、$C_{17}H_{36}$ 十七烷等。

在系统命名法中,烃分子中去掉一个氢原子剩下的原子团称为烃基。烷烃的基叫做烷基,常用 R—表示。它的通式是— C_nH_{2n+1}。烷基的命名根据烷烃而定。例如:

CH_4	甲烷	CH_3-	甲基
CH_3CH_3	乙烷	CH_3CH_2-	乙基

（2）带支链烷烃的命名

1）选择主链:选择含有碳原子数最多的碳链为主链,根据主链碳原子个数称为"某烷"。支链作为取代基。

2）给主链编号:从最靠近取代基的一端开始,用阿拉伯数字给主链的碳原子编号,以确定取代基的位次。取代基的位次与名称之间用短线隔开,写在"某烷"名称之前。例如:

$$\overset{4}{CH_3}-\overset{3}{CH_2}-\overset{2}{\underset{\underset{CH_3}{|}}{CH}}-\overset{1}{CH_3}$$

2-甲基丁烷

3）确定名称:将取代基的位次、数目、名称依次写在"某烷"之前。若主链上连有相同的取代基,将取代基合并,位次之间用","隔开,用二、三等数字表示取代基的数目;若取代基不同,简单的写在前面,复杂的写在后面。例如:

$$\overset{6}{CH_3}-\overset{5}{CH_2}-\overset{4}{\underset{\underset{CH_3}{|}}{CH}}-\overset{3}{CH_2}-\overset{2}{\underset{\underset{CH_3}{|}}{\overset{\overset{CH_3}{|}}{C}}}-\overset{1}{CH_3}$$

2，2，4-三甲基己烷

$$\overset{1}{CH_3}-\overset{2}{\underset{\underset{CH_3}{|}}{CH}}-\overset{3}{\underset{\underset{CH_2-CH_3}{|}}{CH}}-\overset{4}{CH_2}-\overset{5}{CH_2}-\overset{6}{CH_3}$$

2-甲基-3-乙基己烷

2. 普通命名法

直链烷烃按碳原子数叫"正某烷";把主链第二个碳原子上有一个甲基而无其他支链的烷烃,按碳原子总数叫做"异某烷";把主链第二个碳原子上有两个甲基而再无其他支链的烷烃,按碳原子总数叫做"新某烷"。例如:

$$CH_3CH_2CH_2CH_3 \qquad CH_3\underset{\underset{CH_3}{|}}{CH}CH_2CH_3$$

正丁烷　　　　　异戊烷

$$CH_3\underset{\underset{CH_3}{|}}{\overset{\overset{CH_3}{|}}{C}}CH_2CH_3$$

新己烷

🌿 知识迁移 🌿

用系统命名法命名下列化合物:

$$CH_3-\underset{\underset{CH_3}{|}}{CH}-CH_2-CH_3 \qquad CH_3-\underset{\underset{CH_3}{|}}{CH}-CH_2-\underset{\underset{\underset{CH_3}{|}}{CH_3}}{CH}-CH_3$$

考点提示:烷烃的系统命名和普通命名

（四）烷烃的性质

同系物的物理性质随着碳原子数的递增呈现出有规律的变化,而化学性质则相似。所以烷烃的化学性质与甲烷相似,一般比较稳定,通常不与强酸、强碱或强氧化剂发生反应,但在空气中能点燃,光照下可与氯气发生取代反应。

考点提示:烷烃的性质

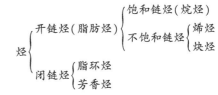

🔍 链接　　与医药有关的烷烃

液状石蜡和凡士林是医药中常见的烷烃。

液状石蜡的主要成分是含18~24个碳原子的烷烃混合物,是无色透明的液体,不溶于水和醇,能溶于醚和氯仿。医药上用于配制滴鼻剂或喷雾剂的基质,也用作缓泻剂。

凡士林是从石油中得到的含18~22个碳原子的烷烃混合物,呈软膏状的半固体,不溶于水,溶于乙醇。因为它不被皮肤吸收,并且化学性质稳定,因此常用作软膏的基质。

小　结

一、烃的分类

$$烃\begin{cases}开链烃(脂肪烃)\begin{cases}饱和链烃(烷烃)\\不饱和链烃\begin{cases}烯烃\\炔烃\end{cases}\end{cases}\\闭链烃\begin{cases}脂环烃\\芳香烃\end{cases}\end{cases}$$

二、甲烷

1. 甲烷是正四面体的立体结构。

2. 甲烷是无色、无味的气体,比空气轻,难溶于水。

3. 甲烷能够燃烧,在光照条件下与卤素发生取代反应,但不与高锰酸钾等强氧化剂发生反应。

三、烷烃

1. 将结构相似,在分子组成上相差一个或几个CH_2原子团的化合物互称为同系。烷烃的分子组成通式为$C_nH_{2n+2}(n \geq 1)$。

2. 含有4个碳原子以上的烷烃都有同分异构体。

3. 烷烃的命名可分为普通命名法和系统命名法,系统命名法对有机化合物进行了更详细的命名。

4. 烷烃同系物的物理性质随着碳原子数的递增呈现出有规律的变化,而化学性质则与甲烷相似。

📖 目标检测

一、填空题

1. 分子中只含有_____和_____两种元素的有机化合物称为碳氢化合物,简称为烃。

2. 甲烷是分子组成最简单的_____,它的分子式是_____,结构式是_____。

3. 同系物是_____相似、分子组成相差 1 个或几个_____原子团的一系列有机化合物之间的互称。

4. 丁烷有_____种同分异构体,在系统命名法中,它们的名称分别是_____、_____。

二、选择题

1. 下列物质属于烃的是(　　)

　　A. H_2S　　　B. CO_2　　　C. C_2H_2　　　D. H_2

2. 1993 年世界十大科技新闻报道,中国学者许志福和美国科学家穆尔共同合成了世界上最大的碳氢分子。该分子含 1134 个碳原子和 1146 个氢原子。有关此分子下列说法错误的是(　　)

　　A. 常温下为固态　　　　B. 属于烃类化合物

　　C. 易燃烧　　　　　　　D. 具有类似金刚石的硬度

3. 烷烃的分子组成可以用通式(　　)表示

　　A. C_nH_{2n+2}　　B. C_nH_{2n}　　C. C_nH_{2n-2}　　D. C_nH_{2n+1}

4. 天然气的主要成分是(　　)

　　A. 乙烷　　　B. 一氧化碳　　C. 氢气　　　D. 甲烷

三、用系统命名法命名下列有机物或写出结构简式

1. $CH_3—CH_2—CH_2—CH_3$

2. $CH_3—\overset{\displaystyle CH_3}{\underset{\displaystyle CH_2—CH_3}{|\ \ \ \ }}$

3. 甲烷　　　　　4. 丙烷

第2节　乙烯　烯烃

链烃分子中所含的氢原子数少于相同碳原子数烷烃的氢原子数,这类烃叫不饱和链烃。不饱和链烃又分为烯烃和炔烃。

一、乙　烯

(一) 乙烯的结构

乙烯是最简单的烯烃,化学式为 C_2H_4,结构式为

$$H-\overset{\displaystyle H}{\underset{}{C}}=\overset{\displaystyle H}{\underset{}{C}}-H,$$ 结构简式为 $CH_2{=}CH_2$,乙烯的空间结构为平面结构,分子模型见图 7-2-1。

(1)球棒模型

(2)比例模型

图 7-2-1　乙烯分子模型

考点提示:乙烯的分子式和结构式的书写

(二) 乙烯的性质

在通常状况下,乙烯是无色、稍有甜味的气体,难溶于水,易溶于有机溶剂,比空气的密度略小。因为乙烯分子中的碳碳双键不如碳碳单键稳定,所以乙烯的化学性质比甲烷活泼。

实验探究

【实验 7-2-1】　点燃纯净的乙烯,观察乙烯燃烧时的现象。

【实验 7-2-2】　把乙烯通入盛有溴的四氯化碳溶液的试管中,观察试管里溶液颜色的变化。

【实验 7-2-3】　把乙烯通入盛有高锰酸钾酸性溶液的试管中,观察试管中溶液颜色的变化。

实验内容	实验现象	实验结论

思考:1. 乙烯和甲烷的结构有什么不同?化学性质有什么不同?

　　　2. 如何鉴别乙烯和甲烷?

1. **氧化反应**　与甲烷相似,乙烯也能在空气中燃烧,生成二氧化碳和水,同时放出大量的热,产生明亮的火焰并伴有黑烟。

$$CH_2{=}CH_2 + 2O_2 \xrightarrow{点燃} 2CO_2 + 2H_2O$$

乙烯也能被强氧化剂高锰酸钾氧化,使紫红色的高锰酸钾酸性溶液褪色。利用这个方法可以区分甲烷和乙烯。

2. **加成反应**　有机化合物分子中的双键或叁键断裂加入其他原子或原子团的反应,称为加成反应。

(1) 加氢:在催化剂(铂、镍)的存在下,乙烯可以与氢气发生加成反应生成乙烷。

$$\underset{乙烯}{CH_2{=}CH_2} + H_2 \xrightarrow{催化剂} \underset{乙烷}{CH_3—CH_3}$$

(2) 加卤素:将乙烯通入溴的四氯化碳溶液后,观察到溴水的红棕色消失。

$$\underset{乙烯}{CH_2{=}CH_2} + Br_2 \longrightarrow \underset{1,2-二溴乙烷}{CH_2Br—CH_2Br}$$

利用这个反应也可以区分甲烷和乙烯。

3. **聚合反应**　在高温、高压和催化剂的作用下,乙烯能自身发生加成反应,生成高分子化合物聚乙烯。

$$\underset{乙烯}{nCH_2{=}CH_2} \xrightarrow[高温、高压]{催化剂} \underset{聚乙烯}{{\left[CH_2—CH_2\right]}_n}$$

式中"n"表示乙烯分子的个数,这种由小分子化合物结合成大分子化合物的过程,称为聚合反应。聚

乙烯是一种透明柔韧的塑料,可用来制作输液器、各种医用导管、整形材料等。

乙烯是石油化学工业最重要的基础原料,它主要用于制造塑料、合成纤维、有机溶剂等。从20世纪60年代以来,世界上乙烯工业得到了迅速发展,并带动了其他以石油为原料的石油化工的发展。因此,一个国家乙烯工业的发展水平,已成为衡量这个国家石油化学工业发展水平的主要标志之一。

考点提示:乙烯的物理和化学性质,乙烯的鉴别

二、烯 烃

分子中含有碳碳双键的不饱和链烃,称为烯烃。碳碳双键($—\overset{|}{C}=\overset{|}{C}—$)是烯烃的官能团。

1. 烯烃的同系物和命名　烯烃中除乙烯外,还有丙烯、丁烯和戊烯等一系列化合物,它们在组成上也是相差一个或几个 CH_2 原子团,都是烯烃的同系物。

$$CH_2=CH—CH_3 \qquad CH_2=CH—CH_2—CH_3$$
1-丙烯 　　　　　　　　1-丁烯
$$CH_2=CH—CH_2—CH_2—CH_3$$
1-戊烯

烯烃分子中都含有碳碳双键,比相同碳原子数的烷烃少两个氢原子。所以烯烃的通式为 C_nH_{2n}（$n \geq 2$）。

烯烃的同分异构体比相同碳原子数的烷烃要多。这是因为烯烃除碳链异构外,还有碳碳双键(官能团)的位置异构。

烯烃的命名跟烷烃类似,所不同的是要指出双键在碳链上的位置。命名步骤如下:

(1) 选择主链:选择分子中包括碳碳双键在内的最长碳链作主链,根据主链碳原子的个数称为"某烯"。

(2) 给主链编号:从离碳碳双键较近的一端开始,给主链碳原子编号,标出双键和取代基的位置。双键的位次编号写在"某烯"前面,中间用短线隔开。

(3) 确定名称:将取代基的位置、数目和名称写在双键位置的前面。例如:

$$CH_3—CH_2—CH=CH—CH_3$$
2-戊烯

$$CH_2=\overset{\overset{\textstyle CH_3}{|}}{C}—CH_3$$
2-甲基丙烯

知识迁移

用系统命名法命名下列烯烃:
$$CH_3—CH=CH—CH_3 \qquad CH_3—\overset{\overset{\textstyle CH_3}{|}}{C}=CH—CH_2—CH_3$$

2. 烯烃的化学性质　烯烃的分子中均含有碳碳双键,所以烯烃的化学性质跟乙烯相似,容易发生加成反应、氧化反应等,能使溴的四氯化碳溶液及高锰酸钾酸性溶液褪色。常用这种方法检验烯烃。

考点提示:烯烃的通式、命名及化学性质

链接

可用于食品包装的塑料

塑料包装的历史不长,但具有加工简便、美观、价廉等特点,因而发展迅速。自20世纪初合成纤维树脂类材料用于食品包装业以来,相继出现了聚氯乙烯、聚苯乙烯、聚乙烯、聚丙烯等塑料制品,在市场上可以用来包装食品的塑料袋是用聚乙烯、聚丙烯等原料制成的,聚氯乙烯制成的塑料袋有毒,不能做食品包装袋使用,这是因为聚氯乙烯树脂中有未聚合的氯乙烯单体,这是对人体会产生毒害的化合物。

小 结

一、乙烯

1. 乙烯的结构简式为 $CH_2=CH_2$,其空间结构为平面结构。

2. 在通常状况下,乙烯是无色、稍有甜味的气体,难溶于水,易溶于有机溶剂,比空气的密度略小。

3. 乙烯能够燃烧,产生明亮的火焰并伴有黑烟,能与高锰酸钾等氧化剂发生反应,使高锰酸钾溶液的紫色褪去,能与溴水(或溴的四氯化碳溶液)等发生加成反应,使溴水褪色,能发生聚合反应等。

二、烯烃

1. 烯烃的通式为 C_nH_{2n}（$n \geq 2$）。

2. 烯烃的化学性质跟乙烯相似,容易发生加成反应、氧化反应等,能使溴的四氯化碳溶液及高锰酸钾酸性溶液褪色。

目标检测

一、填空题

1. 烯烃分子中均含有_____键,链状烯烃的通式是_____。

2. 与乙烯结构相似的链烃称为_____。

3. 在通常状况下,乙烯是_____、稍有_____味的气体。

二、选择题

1. 下列物质属于烯烃的是(　　)
   A. C_2H_6　　B. C_2H_4　　C. C_2H_2　　D. C_6H_6

2. 通常用于衡量一个国家的石油化工发展水平的是(　　)
   A. 柴油的产量　　　　B. 塑料的产量
   C. 石油的产量　　　　D. 乙烯的产量

3. 下列说法正确的是(　　)
   A. 互为同系物的有机物其组成相同,结构也相同

B. 分子组成为 C_3H_8 和 C_5H_{10} 的有机物一定互为同系物

C. 结构相似,分子组成相差一个或几个 CH_2 原子团的一系列有机物互为同系物

D. 互为同系物的有机物可以是同分异构体

4. 下列说法正确的是(　　)

A. 含有双键的物质是烯烃

B. 能使溴水褪色的物质是烯烃

C. 分子中所有原子在同一平面的烃是烯烃

D. 分子式为 C_4H_8 的链烃一定是烯烃

三、用系统命名法命名下列有机物或写出结构简式

1. 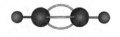　　2.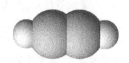

3. 乙烯　　　　4.2-丁烯

第3节　乙炔　炔烃

一、乙　炔

(一) 乙炔的结构

乙炔是最简单的炔烃,化学式为 C_2H_2,结构式为 $H—C≡C—H$,结构简式为 $CH≡CH$,分子模型见图7-3-1。

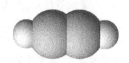

(1)球棍模型　　　　(2)比例模型

图 7-3-1　乙炔分子模型

乙炔分子里的两个碳原子和两个氢原子在一条直线上,是直线型分子。

考点提示:乙炔的分子式、结构式、结构简式

(二) 乙炔的性质

乙炔俗名电石气,纯净的乙炔是无色、无臭味的气体,由电石生成的乙炔因常混有磷化氢、硫化氢等杂质而有特殊难闻的臭味。乙炔微溶于水,易溶于有机溶剂。

乙炔分子中含有碳碳叁键,其中两个键不稳定,所以乙炔的化学性质与乙烯相似,比较活泼。

实验探究

【实验7-3-1】　点燃纯净的乙炔,观察乙炔燃烧时的现象。

【实验7-3-2】　把乙炔通入盛有溴的四氯化碳溶液的试管中,观察试管里溶液颜色的变化。

【实验7-3-3】　把乙炔通入盛有高锰酸钾酸性溶液的试管中,观察试管中溶液颜色的变化。

实验内容	实验现象	实验结论

思考: 1. 点燃乙烯和乙炔的现象有什么不同?

2. 乙炔能使高锰酸钾酸性溶液和溴的四氯化碳溶液褪色,它们的反应类型相同吗?

1. 氧化反应　乙炔也能在空气中燃烧,火焰明亮并伴有浓烟,这是由于乙炔的成分里含碳量很高,碳没有完全燃烧的缘故。乙炔燃烧的反应式为:

$$2CH≡CH + 5O_2 \xrightarrow{点燃} 4CO_2 + 2H_2O + Q$$

利用乙炔燃烧产生大量的热,可以用来切割和焊接金属。

与乙烯类似,乙炔也能被强氧化剂高锰酸钾氧化,使紫红色的高锰酸钾酸性溶液褪色。

2. 加成反应

(1) 加氢:在催化剂(铂、镍)的存在下,乙炔可以与氢气发生加成反应生成乙烷。

$$CH≡CH + 2H_2 \xrightarrow[\triangle]{催化剂} CH_3—CH_3$$

　乙炔　　　　　　　　　　乙烷

(2) 加卤素:将乙炔通入溴的四氯化碳溶液后,观察到溴水的红棕色消失。这说明乙炔也能与溴发生加成反应。

$$CH≡CH + 2Br_2 \longrightarrow CHBr_2—CHBr_2$$

　乙炔　　　　　　1,1,2,2-四溴乙烷

利用这个反应也可以检验不饱和烃。

知识迁移

有三瓶气体,分别是乙烷、乙烯、乙炔,但没有标签,你能找出哪一瓶是乙烷吗?

考点提示:乙炔的物理性质及化学性质

二、炔　烃

分子中含有碳碳叁键的不饱和链烃称为炔烃。碳碳叁键(—C≡C—)是炔烃的官能团。

1. 炔烃的同系物和命名　炔烃中除乙炔外,还有丙炔、丁炔和戊炔等一系列化合物,它们在组成上也是相差一个或几个 CH_2 原子团,都是炔烃的同系物。

由于炔烃分子中含有碳碳叁键,比相同碳原子数的烯烃少两个氢原子,所以炔烃的通式为 C_nH_{2n-2}($n≥2$)。

炔烃的命名与烯烃相似,命名时只要将"烯"字换成"炔"字,并注明叁键的位置。例如:

$$CH_3—C\equiv C—CH_3$$

$$CH_3—\underset{\underset{CH_3}{|}}{CH}—C\equiv C—CH_3$$

2-丁炔　　　　　　　　4-甲基-2-戊炔

> **知识迁移**
>
> 用系统命名法命名下列炔烃:
>
> $$CH_3—C\equiv CH \qquad CH_3—\underset{\underset{CH_3}{|}}{\overset{\overset{CH_3}{|}}{C}}—C\equiv CH$$

2. 炔烃的化学性质　　与乙炔相似,炔烃都含有碳碳叁键,因此,炔烃的化学性质与乙炔相似,比较活泼,容易发生加成反应、氧化反应等,使溴的四氯化碳溶液和高锰酸钾酸性溶液褪色。常用这种方法检验炔烃。

考点提示:炔烃的同系物、通式、命名及化学性质

小　结

一、乙炔

1. 乙炔是最简单的炔烃,结构简式为 $CH\equiv CH$,乙炔分子里的两个碳原子和两个氢原子在一条直线上。

2. 纯净的乙炔是无色、没有臭味的气体,微溶于水,易溶于有机溶剂。

3. 乙炔能够燃烧,产生明亮的火焰并伴有浓烟,能与高锰酸钾等氧化剂发生反应,使高锰酸钾溶液的紫红色褪去,能与溴水(或溴的四氯化碳溶液)等发生加成反应,使溴水褪色。

二、炔烃

1. 炔烃的通式为 $C_nH_{2n-2}(n\geq 2)$ 。

2. 炔烃的化学性质跟乙炔相似,容易发生加成反应、氧化反应等,能使溴的四氯化碳溶液及高锰酸钾酸性溶液褪色。常利用此性质来检验不饱和烃。

目标检测

一、填空题

1. 炔烃的官能团是＿＿＿＿,分子组成可用通式＿＿＿＿表示,其最简单的炔烃是＿＿＿＿。

2. 烷烃是饱和烃,烯烃和炔烃是不饱和烃,可以利用＿＿＿＿试剂或＿＿＿＿试剂区分饱和烃和不饱和烃。

二、选择题

1. 下列烃中,不能使高锰酸钾和溴的四氯化碳溶液褪色的是(　　)

　　A. C_2H_4　　　　B. C_2H_6　　　　C. C_3H_6　　　　D. C_3H_4

2. 下列各组有机物中,互为同系物的一组是(　　)

　　A. C_2H_4 与 C_3H_4　　　　　　B. CH_4 与 C_2H_4

　　C. C_2H_4 与 C_3H_6　　　　　　D. C_2H_4 与 C_2H_6

第4节 闭 链 烃

分子中含有由碳原子组成的环状结构的烃,称为闭链烃,简称环烃。闭链烃分为脂环烃和芳香烃两大类。

一、脂 环 烃

具有脂肪烃性质的环烃,称为脂环烃。

脂环烃也有饱和与不饱和的区别,环上碳原子之间以单键相互结合而成的脂环烃,称为环烷烃,环烷烃的通式为 C_nH_{2n} ,与碳原子数目相同的开链烯烃互为同分异构体。含有双键的不饱和脂环烃,称为环烯烃。环烯烃的通式为 C_nH_{2n-2} ,与碳原子数相同的开链炔烃互为同分异构体。例如:

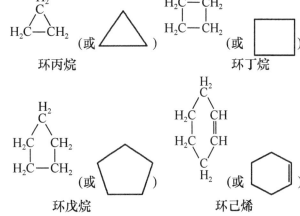

环丙烷　　　　　　　　　　　环丁烷

环戊烷　　　　　　　　　　　环己烯

脂环烃及其衍生物广泛存在于自然界中。石油中有多种环烷烃,药物中的萜类化合物和甾族化合物都可以看成是脂环烃的衍生物。

> **知识迁移**
>
> 闭链烃分为＿＿＿＿和＿＿＿＿两大类。
>
> 环烷烃和＿＿＿＿烃的分子组成相似,它们的通式为＿＿＿＿。

考点提示:脂环烃的命名及简单脂环烃结构简式的书写

二、芳 香 烃

分子中含有一个或多个苯环结构的烃,称为芳香烃,简称芳烃。因最初是从天然香树脂、香精油中提取的,且具有芳香气味而得名,大量的芳烃可以从煤和石油中提取,是重要的化工原料,可用于合成染料、农药、药物等。

(一) 苯的分子结构

苯是最简单的芳烃。化学式为 C_6H_6 。从苯的分子式看,苯是远没有达到饱和的环烃。根据研究,

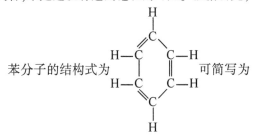

苯分子的结构式为　　　　　　可简写为

从这样的结构式来推测,苯的化学性质应该显示出极不饱和的性质。

实验探究

【实验7-4-1】　在盛有苯的两支试管里,分别加入高锰酸钾酸性溶液和溴水,并振荡。

实验内容	实验现象	实验结论

思考:苯是否能够和不饱和烃一样,与高锰酸钾溶液和溴水反应?

苯不能被高锰酸钾氧化,一般情况下也不能与溴水发生加成反应,说明苯的化学性质比烯烃、炔烃稳定。事实上,苯分子里6个碳原子之间的化学键完全相同,是一种介于单键和双键之间的独特的键。苯分子的6个碳原子和6个氢原子都在同一平面上。为了表示苯分子结构的这一特点,常用结构简式⬡来表示苯的结构。苯分子模型见图7-4-1。

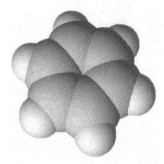

图7-4-1　苯分子模型

考点提示:苯的分子式和结构简式

(二) 苯的性质

苯是无色带有特殊气味的液体,比水轻,不溶于水,沸点为80.1℃,熔点为5.5℃,易挥发。苯有毒,短时间吸入高浓度的苯蒸气,就会引起急性中毒,甚至危及生命;长时间吸入低浓度的蒸气,可引起慢性中毒,损害造血器官与神经系统。苯也易被皮肤吸收引起中毒。

苯的主要化学性质如下:

1. 稳定性　苯具有稳定的环状结构,化学性质比较稳定,在一般情况下,不与氧化剂高锰酸钾溶液作用。

2. 氧化反应　像大多数有机化合物一样,苯可以在空气中燃烧,生成二氧化碳和水。苯燃烧时发生明亮的带有浓烟的火焰,这是因为苯分子里含碳的比例很大的缘故。

3. 取代反应　苯在催化剂存在下,容易发生取代反应。

(1) 卤代反应:在铁粉的催化下,苯与卤素作用,苯环上的氢原子被卤素原子取代,生成卤素取代物。例如:

$$\bigcirc + Br_2 \xrightarrow{铁粉} \bigcirc\!\!-Br + HBr$$

(2) 硝化反应:在浓硫酸存在下,苯与浓硝酸作用,苯环上的氢原子被硝基(—NO_2)取代,生成硝基苯。

$$\bigcirc + HO—NO_2 \xrightarrow[\triangle]{浓H_2SO_4} \bigcirc\!\!-NO_2 + H_2O$$

(3) 磺化反应:苯与浓硫酸共热,苯环上氢原子被磺酸基(—SO_3H)取代,生成苯磺酸。

$$\bigcirc + HO—SO_2H \xrightarrow{\triangle} \bigcirc\!\!-SO_2H + H_2O$$

考点提示:苯的物理性质及苯的燃烧现象

(三) 苯的同系物

苯环上的氢原子被烃基取代所生成的化合物,称为苯的同系物。例如:

⬡—CH_3　　　⬡—$CH_2—CH_3$

甲苯　　　　乙苯

苯的同系物的通式为 $C_nH_{2n-6}(n \geq 6)$。

苯的同系物的命名方法如下:

1. 以苯为母体,把取代基名称写在前面,省去"基"字,称为某苯。如甲苯、乙苯等。

2. 若取代基有两个,可用邻(o)、间(m)、对(p)或阿拉伯数字表示取代基位置。如:

邻(o)-二甲苯　　间(m)-二甲苯　　对(p)-二甲苯
(1,2-二甲苯)　　(1,3-二甲苯)　　(1,4-二甲苯)

3. 若取代基为三个,可用连、均、偏或阿拉伯数字表示取代基位置。如:

连三甲苯　　　均三甲苯　　　偏三甲苯
(1,2,3-三甲苯)　(1,3,5-三甲苯)　(1,2,4-三甲苯)

苯或苯的同系物分子中,去掉一个氢原子剩下的原子团,称为芳香烃基。通常用符号 Ar—表示。例如:

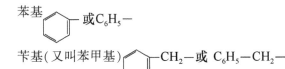

苯基 或 C_6H_5-

苄基(又叫苯甲基) $-CH_2-$ 或 $C_6H_5-CH_2-$

实验探究

【实验7-4-2】 把苯、甲苯各2mL分别注入两支试管,各加入2滴高锰酸钾酸性溶液,用力振荡,观察溶液颜色的变化。

实验内容	实验现象	实验结论

思考:1. 这个实验说明苯和苯的同系物的性质是否相同?
2. 利用这个性质可以区分苯及苯的同系物吗?

知识迁移

用系统命名法给下列芳香烃命名:

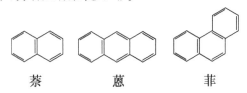

(四) 稠环芳香烃

稠环芳香烃是由两个或两个以上的苯环,共用相邻的两个碳原子相互稠合而成的多环芳香烃。常见的稠环芳香烃有萘、蒽和菲。

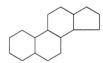

萘 蒽 菲

萘是无色片状结晶,有特殊气味,易升华。过去曾制成卫生球用来防蛀,因毒性较大而停止生产使用。蒽和菲互为同分异构体,可制造染料和药物。

生物体内许多重要化合物的分子结构中含有菲的骨架。即含有一个完全氢化了的菲与环戊烷稠合在一起的结构,称为环戊烷多氢菲。结构式如下:

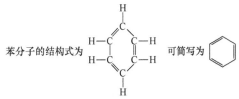

考点提示:苯的同系物的结构式、命名、通式及苯基、苄基

链接

石油和煤

石油和煤是宝贵的地下物质资源,它们既是我国现阶段的主要能源,又是十分重要的化工原料,可用于制造化肥、塑料、合成橡胶、染料、医药等。

石油,人们称为"工业的血液"。石油主要是由多种烷烃、环烷烃和芳香烃组成的混合物。石油炼制和

加工的主要目的一方面是将这些混合物进行一定程度的分离,使它们各尽其用;另一方面是将含碳原子多的烃转变为含碳原子较少的烃,以提高石油的利用价值。

煤根据含碳量不同可以分为无烟煤、烟煤、褐煤和泥煤等。煤还含有氢、氮、硫、氧等元素以及无机矿物质,所以煤是由有机物和无机物所组成的复杂混合物。我国是产煤大国,但占总产量70%的煤被直接烧掉,既浪费了资源,又污染了环境。将煤进行干馏是工业上获得苯、甲苯、二甲苯等芳香烃的重要来源之一。

小 结

一、脂环烃

具有脂肪烃性质的环烃,称为脂环烃。如环戊烷、环丙烷。

二、芳香烃

1. 分子中含有一个或多个苯环结构的烃,称为芳香烃,简称芳烃。

苯分子的结构式为 可简写为

2. 苯是无色带有特殊气味的液体,比水轻,不溶于水,沸点为80.1℃,熔点为5.5℃,易挥发。苯有毒,使用时应注意。

3. 苯可以在空气中燃烧,生成二氧化碳和水。苯燃烧时发生明亮的带有浓烟的火焰。苯能够与溴、浓硝酸、浓硫酸等发生取代反应。

4. 苯的同系物的通式为 $C_nH_{2n-6}(n \geq 6)$。如甲苯、乙苯。

5. 稠环芳香烃是由两个或两个以上的苯环,共用相邻的两个碳原子相互稠合而成的多环芳香烃。常见的稠环芳香烃有萘、蒽、菲。

目 标 检 测

一、填空题

1. 相同碳原子数的环烷烃和_____烃的分子组成相同,它们互称为_____。

2. 苯的结构简式是_____,苯分子中的_____个碳碳键是一种介于_____的特殊的化学键。

3. 苯是一种_____色、带有_____气味、_____溶于水的液体。

二、选择题

1. 下列各组烃中,互为同系物的一组是( )
   A. 甲烷与乙烯 B. 乙烯与丙烯
   C. 邻二甲苯与间二甲苯 D. 乙烯与乙炔

2. 不能使高锰酸钾酸性溶液褪色的是( )
   A. 乙烯 B. 甲苯 C. 乙炔 D. 苯

第8章 烃的衍生物

碳氢化合物分子中的氢原子被含有杂原子的官能团取代可形成多种多样的烃的衍生物,常见的有烃的含氧衍生物和含氮衍生物。例如,醇、酚、醚、醛、酮、羧酸等属于含氧衍生物;胺、酰胺、生物碱等属于含氮衍生物。

第1节 醇 酚 醚

醇、酚、醚都是烃的含氧衍生物,其中氧原子均以单键方式结合在三类衍生物分子中。醇和酚的官能团均为羟基,含碳原子数相同的醇和醚互为同分异构体。

一、醇

知识迁移

写出乙烷的结构式。

(一) 乙醇

1. 乙醇的组成和结构 乙醇的化学式 C_2H_6O,可看作乙烷分子中的一个氢原子被羟基(-OH)取代后的产物,其结构式 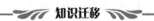,结构简式为 CH_3CH_2OH 或 C_2H_5OH。

2. 物理性质 在常温常压下,乙醇是无色透明、有特殊气味的液体,密度为 $0.789g/cm^3$,熔点为 $-117.3℃$,沸点为 $78.5℃$,易挥发、易燃,密度比水小,能与水任意比例混溶,是一种良好的有机溶剂。

3. 化学性质

(1) 与活泼金属反应:

实验探究

【实验8-1-1】 取绿豆大小的金属钠,放入盛有 1ml 无水乙醇的试管里,观察现象。待反应停止后,将试管加热,使乙醇蒸发近干,再加入 1ml 水溶解后,用 pH 试纸测试该溶液的酸碱性。

实验内容	实验现象	实验结论

思考:乙醇和金属钠反应的现象与水和金属钠反应的现象有何异同?

乙醇分子也可以看作是水分子中的一个氢原子被乙基取代形成,醇羟基上的氢原子与水分子中的氢原子性质相似,可以与活泼金属发生置换反应。例如:

$$2CH_3CH_2OH+2Na \longrightarrow 2CH_3CH_2ONa+H_2\uparrow$$

乙醇与金属钠反应生成乙醇钠,同时放出氢气,乙醇钠的水溶液显强碱性。

(2) 氧化反应:乙醇在催化剂铜(Cu)或银(Ag)存在时,可被空气中的氧气氧化生成乙醛;

$$CH_3CH_2OH \xrightarrow{Cu} CH_3CHO$$

乙醇也可以在催化剂铂(Pt)存在时发生脱氢氧化生成乙醛;乙醇燃烧生成 CO_2 和 H_2O。

在有机化学中,有机化合物得到氧或失去氢的反应都称为氧化反应。反之,有机物失去氧或得到氢的反应均称为还原反应。有机物燃烧也是一种氧化反应。

链接

检查人员测试司机是否酒驾,是利用氧化剂重铬酸钾($K_2Cr_2O_7$)在酸性条件下能够氧化乙醇生成乙醛,进一步氧化能生成乙酸。该过程中 $K_2Cr_2O_7$ 被还原,颜色由橙红色变为绿色。

(3) 脱水反应:乙醇和浓硫酸在不同温度条件下可以发生两种方式的脱水反应。

$$CH_3CH_2OH \xrightarrow[170℃]{浓 H_2SO_4} CH_2=CH_2\uparrow +H_2O$$

$$2CH_3CH_2OH \xrightarrow[140℃]{浓 H_2SO_4} CH_3CH_2OCH_2CH_3+H_2O$$

乙醇在170℃左右发生的分子内脱水反应属于消去反应。消去反应是指从一个有机化合物分子中脱去一个小分子(如水、卤化氢等)生成不饱和化合物的反应,也称为消除反应。

考点提示:乙醇的化学性质

4. 乙醇的用途 乙醇俗称酒精,可以用作溶剂、试剂、原料和燃料,在医药卫生方面有广泛的应用。

擦浴酒精:体积分数 $\varphi_B = 0.25 \sim 0.50$ 的乙醇溶液,利用乙醇易挥发吸热的特性,在临床上常用来给高热患者擦浴降温,$\varphi_B = 0.50$ 的乙醇溶液可用于长期卧床患者涂擦皮肤,防治褥疮。

消毒酒精:$\varphi_B = 0.70 \sim 0.75$ 的乙醇溶液称为消毒酒精,能使蛋白质变性,抑制细菌繁殖,有杀菌消毒的作用,主要用于皮肤及器械消毒。

药用酒精:$\varphi_B = 0.95$ 的乙醇溶液称为药用酒精,可用于配制药酒、碘酒、消毒酒精等,也可用于天然药物有效成分的提取。

绝对酒精:$\varphi_B \geqslant 0.995$ 的乙醇溶液称为无水乙醇,又称绝对酒精,主要用作化学试剂。

(二) 醇

1. 醇的组成和结构　从结构上看,脂肪烃、脂环烃分子中的氢原子或芳香烃侧链碳上的氢原子被羟基取代后生成的化合物称为醇。醇的官能团为羟基(—OH)。

2. 醇的分类和命名　根据醇分子中羟基所连的烃基不同,醇类可分为脂肪醇、脂环醇和芳香醇等;根据醇分子中所含羟基数目不同,醇类可分为一元醇、二元醇和多元醇等;根据醇分子中羟基所连碳原子种类的不同,醇类还可分为伯醇、仲醇和叔醇等。

饱和一元脂肪醇的化学式为 $C_nH_{2n+2}O$,结构通式为 $C_nH_{2n+1}OH$。

醇类的命名可用系统命名法、普通命名法及根据来源赋予的俗名。普遍适用的是系统命名法,现仅介绍饱和一元醇的系统命名法:

(1) 选择羟基所连碳原子在内的最长碳链作为主链,按主链碳原子的数目称为"某醇";

(2) 从靠近羟基一端开始,用阿拉伯数字给主链碳原子依次编号。确定羟基所连碳原子的位次,在"某醇"前写出该碳原子位次,中间用短线隔开。羟基连在 1 号碳位时,位次可省略;

(3) 把支链看作取代基(芳香醇中将芳香环作为取代基),按取代基从简单到复杂的顺序,依次将取代基所连碳原子的位次、取代基的数目及名称写在羟基碳位次前,阿拉伯数字与汉字之间均要用短线隔开。例如:

$$CH_3-\underset{\underset{CH_3}{|}}{\overset{\overset{OH}{|}}{C}}-CH_2-CH_3$$

2-甲基-2-丁醇

$$CH_3-\underset{\underset{CH_3}{|}}{\overset{\overset{C_2H_5}{|}}{CH}}-CH-CH_2-OH$$

3-甲基-2-乙基-1-丁醇

$$CH_3-\underset{\underset{CH_3}{|}}{\overset{\overset{OH}{|}}{C}}-\overset{\overset{CH_3}{|}}{CH}-CH_3$$

2,3-二甲基-2-丁醇

3. 醇的通性　醇在水中的溶解度随碳原子数的增多而减小,醇羟基能与活泼金属反应置换出氢气,能被氧化生成相同碳原子数的醛或酮,能发生脱水反应。

4. 常见的醇

(1) 甲醇(CH_3OH):俗称木醇,常温下为无色透明、略带乙醇味的液体。甲醇易燃、易挥发,能与水及多种有机溶剂混溶,可用作有机溶剂,是重要的化工原料。人体内摄入甲醇,其毒性可作用于神经系统,特别对视神经和视网膜有明显影响,误服甲醇 10ml 可致失明,30ml 即可致死。

(2) 丙三醇($\underset{OH}{\overset{CH_2}{|}}-\underset{OH}{\overset{CH}{|}}-\underset{OH}{\overset{CH_2}{|}}$):俗称甘油,为无色、无臭、有甜味的黏稠液体。丙三醇吸湿性强,能与水或乙醇混溶。丙三醇能与 $Cu(OH)_2$ 作用生成深蓝色的甘油铜。丙三醇可作为化工原料和合成药物的原料,也可用于日化用品中;临床上常用甘油栓或 $\varphi_B = 0.55$ 的甘油水溶液(开塞露)治疗便秘。

(3) 苯甲醇(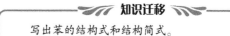):又称苄醇,为无色、有芳香性气味的液体。苯甲醇微溶于水,与乙醇混溶,具有微弱的麻醉作用和防腐作用。

(4) 甘露醇($\underset{OH}{\overset{CH_2}{|}}-\underset{OH}{\overset{CH}{|}}-\underset{OH}{\overset{CH}{|}}-\underset{OH}{\overset{CH}{|}}-\underset{OH}{\overset{CH}{|}}-\underset{OH}{\overset{CH_2}{|}}$):又称己六醇,为白色结晶性粉末,味甜,易溶于水。临床上常用来做利尿药,治疗脑水肿、青光眼及预防急性肾衰竭。

二、酚

知识迁移

写出苯的结构式和结构简式。

(一) 苯酚

1. 苯酚的组成和结构　苯酚的化学式 C_6H_6O,其结构为苯环上一个氢原子被羟基取代形成的化合物,官能团为羟基(—OH),又称酚羟基。其结构简式为 苯酚的结构简式。

考点提示:苯酚的结构

2. 物理性质　苯酚为无色,有特殊气味的针状结晶,熔点为 43℃,见光或暴露在空气中易被氧化而变红。苯酚易溶于乙醇,常温下微溶于水,温度高于65℃时,能与水任意比例混溶。

3. 化学性质

（1）弱酸性：

实验探究

【实验8-1-2】 在试管中加入少量苯酚晶体,再加入少量水,用力振荡试管,然后逐滴加入 2mol/L NaOH 溶液,边加边振荡,直到溶液变澄清。再在上述溶液中通入二氧化碳,观察现象。

实验内容	实验现象	实验结论

思考：1. 试说明苯酚在 NaOH 溶液中比在纯水中易溶的原因。

2. 苯酚与碳酸的酸性比较,哪一个稍强?

苯酚能与 NaOH 溶液发生反应生成可溶性的盐,证明苯酚具有一定的酸性。当通入 CO_2 后溶液又变浑浊,表明又生成游离苯酚,说明苯酚的酸性比碳酸弱。苯酚溶液不能使蓝色石蕊试液变红。

$$\text{C}_6\text{H}_5\text{OH} + \text{NaOH} \longrightarrow \text{C}_6\text{H}_5\text{ONa} + \text{H}_2\text{O}$$

$$\text{C}_6\text{H}_5\text{ONa} + \text{H}_2\text{O} + \text{CO}_2 \longrightarrow \text{C}_6\text{H}_5\text{OH} + \text{NaHCO}_3$$

（2）氧化反应：由于酚羟基容易被氧化,苯酚在空气中放置,随被氧化程度的增大,显示出由浅到深不同的红色。原因是苯酚可被氧化成苯醌而呈红色。

（3）取代反应：苯酚分子中苯环受酚羟基的影响,容易在酚羟基邻位、对位上发生取代。

2,4,6-三溴苯酚

实验探究

【实验8-1-3】 向盛有1ml苯酚溶液的试管中滴入几滴饱和溴水溶液,观察现象。

实验内容	实验现象	实验结论

思考：1. 溴水和液溴是否相同?反应中溴水的颜色变化说明了什么?

2. 比较苯酚、苯分别和溴反应的异同。

由实验可知,棕黄色的溴水褪色,有白色沉淀生

成,说明苯酚与溴发生了取代反应,生成难溶性的白色2,4,6-三溴苯酚沉淀。

苯的溴代反应要求与液溴在催化剂存在时完成,苯酚的溴代反应只需溴水即可,需要的 Br_2 浓度较小,说明苯酚比苯更容易发生取代反应。苯酚的溴代反应生成白色沉淀,反应非常灵敏,可以用于苯酚的鉴别。

（4）显色反应：

实验探究

【实验8-1-4】 向盛有1ml苯酚溶液的试管中滴入三滴 0.1mol/L 的 $FeCl_3$ 溶液,观察现象。

实验内容	实验现象	实验结论

思考：此反应非常灵敏,能否用于鉴别苯和苯酚?

苯酚遇到 $FeCl_3$ 溶液显紫色,苯不能和 $FeCl_3$ 发生类似的反应,说明该反应是酚羟基的特征反应,可用于鉴别苯酚与苯。

考点提示：苯酚的弱酸性、取代反应

4. 苯酚的用途 苯酚俗称石炭酸,是最早用于外科手术的消毒剂,在外科发展史上占有重要地位。但由于毒性较大,对皮肤和眼睛有较强的腐蚀性,现已很少使用。临床上常用 0.03～0.05g/L 苯酚溶液进行医疗器械消毒及环境消毒。

（二）酚

1. 酚类的组成和结构 芳香烃分子中苯环上的氢原子被羟基取代后生成的化合物称为酚。官能团为酚羟基(—OH)。

2. 酚的分类和命名 酚可以根据分子中所含酚羟基的数目不同,分为一元酚、二元酚和多元酚。

酚的命名以苯酚为母体,酚羟基所连苯环上的碳原子为 1 号碳原子,苯环上所连其他原子或原子团作为取代基,其所连碳原子位次之和尽可能小,标明取代基位次、数目、名称。取代基或酚羟基的相对位次也可用汉字、字母等来表示。例如：

2-甲酚(邻甲酚)   3-甲酚(间甲酚)   4-甲酚(对甲酚)

1,2-苯二酚(邻苯二酚)   1,3-苯二酚(间苯二酚)   1,4-苯二酚(对苯二酚)

3. 酚的通性　酚在水中的溶解度随羟基数目增多而增大，酚羟基均有弱酸性，容易被氧化，能与三氯化铁作用显不同颜色。

4. 甲酚　甲酚（C_7H_8O）的三种同分异构体分别为：邻甲酚、间甲酚和对甲酚，三者沸点接近，不容易分离，常使用其混合物，总称为甲酚，俗称煤酚。甲酚杀菌能力比苯酚强，腐蚀性和毒性比苯酚小，故医药上常配制成50%的甲酚皂溶液，俗称来苏儿（lysol），作为外用消毒剂和防腐剂。

三、醚

（一）乙醚

乙醚（$CH_3CH_2OCH_2CH_3$）结构上可看做一个氧原子同时结合两个乙基形成的化合物。官能团为醚键（—O—）。乙醚与丁醇互为同分异构体。

乙醚是无色、有特殊气味的液体，微溶于水，易溶于乙醇，沸点为34.5℃，极易挥发、燃烧，与空气混和易形成爆炸性气体。

乙醚化学性质比较稳定，但长期与空气接触可被氧化成过氧乙醚，吸入大量过氧乙醚对呼吸道有刺激作用，严重时可致死。

乙醚具有麻醉作用，是外科手术中较早使用的吸入性全身麻醉药之一，但起效慢，不良反应明显，现已被更好的麻醉药代替。

（二）醚

醚类是指两个烃基通过一个氧原子连接形成的化合物。醚的通式为（Ar）R—O—R′（Ar′），式中的两个烃基可以相同，也可以不同。醚键氧原子连接两个相同的烃基形成的醚称为单醚，两个烃基不同的醚称为混醚。单醚命名时，根据烃基碳原子数称"二某醚"，若烃基是烷基，"二"可以省略。例如：

$$CH_3—O—CH_3 \qquad CH_3—CH_2—O—CH_2—CH_3$$
甲醚　　　　　　　　　　乙醚

二苯醚

混醚命名时，把较小烃基放在较大烃基前面，称"某某醚"；若有一个芳香烃基，则芳香烃基在前，烷基在后，把基字省略。例如：

$$CH_3—O—CH_2—CH_3 \qquad \qquad —O—CH_2CH_3$$
甲乙醚　　　　　　　　苯乙醚

同碳原子数的醚和醇互为同分异构体，例如，甲醚和乙醇的化学式均为 C_2H_6O。

小　结

类型	醇	酚	醚
结构特征	醇羟基与烃基相连	酚羟基与苯环直接相连	一个氧原子与两个烃基相连
分类	脂肪醇、脂环醇、芳香醇、伯醇、仲醇、叔醇	一元酚、二元酚和多元酚	单醚和混醚
重要代表物	乙醇、甘油	苯酚、甲酚	乙醚
主要性质	与活泼金属反应、氧化反应、脱水反应	与活泼金属反应、氧化反应、取代反应	相对比较稳定

目标检测

一、填空题

1. 乙醇俗称_____，体积分数0.70～0.75的乙醇溶液又称_____，是临床常用的消毒剂，用来擦浴的是_____的乙醇溶液。

2. 乙醇与浓硫酸共热时能发生脱水反应，170℃时发生分子_____脱水，生成的产物是_____，该反应属于_____反应。

3. 苯酚俗称_____，官能团为_____，在空气中易被氧化而变_____。

4. 甲酚有三种同分异构体，分别是_____、_____、_____，其混合物俗称_____，将其配制成50%的肥皂溶液俗称_____，可作消毒剂。

5. 乙醚的结构简式为_____，与_____互为同分异构体。

二、选择题

1. 下列不能与钠作用生成氢气的是（　　）
　A. 乙醇　　B. 甲醇　　C. 苯酚　　D. 乙醚

2. 能与氢氧化钠反应的是（　　）
　A. 甲醇　　B. 乙醇　　C. 苯酚　　D. 乙醚

3. 不能与水混溶的是（　　）
　A. 甲醇　　B. 乙醇　　C. 丙三醇　　D. 苯甲醇

4. 能与溴水作用生成白色沉淀的是（　　）
　A. 苯　　B. 苯酚　　C. 乙烯　　D. 乙炔

5. 乙醇在140℃与浓硫酸共热，生成物为（　　）
　A. 乙醚　　B. 乙烯　　C. 乙炔　　D. 乙醇钠

三、判断题

1. 醇和酚的官能团均为羟基，所以醇和酚互为同分异构体。（　　）

2. 乙醇发生脱水反应的产物是不饱和的乙烯。（　　）

3. 苯酚的显色剂为$FeCl_3$，溶液显紫色。（　　）

4. 苯酚有弱酸性，可以使酸碱指示剂变色。（　　）

5. 醇能被氧化得到同碳原子数的酮。（　　）

第2节　醛　酮　羧酸

醛、酮、羧酸都是含羰基的烃的衍生物。相同碳原子数的醛和酮互为同分异构体,醛、酮均可以转化得到羧酸。

一、醛

(一) 乙醛

1. 乙醛的组成和结构　乙醛是甲基与醛基相连形成的化合物,化学式为 C_2H_4O,结构简式为 $CH_3—\overset{\overset{\displaystyle O}{\|}}{C}—H$,可简写为 $CH_3—CHO$,官能团为醛基($—\overset{\overset{\displaystyle O}{\|}}{C}—H$)。

2. 物理性质　乙醛为无色、有刺激性气味的液体,易挥发,易燃烧,易溶于水、乙醇和乙醚。

3. 化学性质

(1) 还原反应(加成反应):有机化学中将加氢的反应称为还原反应。乙醛分子中的醛基比较活泼,可以通过催化加氢,发生还原反应生成乙醇。

$$CH_3—\overset{\overset{\displaystyle O}{\|}}{C}—H + H_2 \xrightarrow{Ni} CH_3—\overset{\overset{\displaystyle OH}{|}}{\underset{\underset{\displaystyle H}{|}}{C}}—H$$

在该反应过程中,分子中羰基的碳氧双键加氢,所以也属于加成反应。

(2) 氧化反应:有机化学中将脱氢的反应称为氧化反应。乙醛分子中的醛基容易被氧化,一些弱氧化剂(如托伦试剂、斐林试剂、班氏试剂等)即可将乙醛氧化生成乙酸。

实验探究

【实验8-2-1】　在洁净的试管中加入 1ml 0.05mol/L $AgNO_3$ 溶液,再滴入 1 滴 0.5mol/L NaOH 溶液,边振摇边滴加 0.5mol/L 氨水至最初产生的沉淀刚好溶解为止(注意氨水不要过量),此时得到托伦试剂。然后加入 1ml 乙醛,振摇,放于 50~60℃ 水浴加热,观察现象。

实验内容	实验现象	实验结论
托伦反应		

思考:1. $AgNO_3$ 与 NaOH 发生复分解反应的产物是什么?
　　　2. 为什么加入氨水,开始产生的白色沉淀会溶解?
　　　3. 有时候本反应水浴加热后,看到的现象是产生了黑色的沉淀,如何解释此现象?

托伦试剂又称银氨溶液,主要成分是弱氧化剂 $[Ag(NH_3)_2]OH$,遇到乙醛时,将乙醛氧化成乙酸,同时 Ag^+ 被还原成单质银。单质银附着在容器内壁形成光亮的银镜,因此托伦反应又常称为银镜反应。

$$AgNO_3+3NH_3 \cdot H_2O \longrightarrow [Ag(NH_3)_2]OH+ NH_4NO_3+2H_2O$$

$$CH_3—\overset{\overset{\displaystyle O}{\|}}{C}—H +2[Ag(NH_3)_2]OH \xrightarrow{\triangle}$$

$$CH_3—\overset{\overset{\displaystyle O}{\|}}{C}—ONH_4 +2Ag\downarrow+3NH_3\uparrow+2H_2O$$

实验探究

【实验8-2-2】　在洁净的试管中加入斐林试剂甲 (0.2mol/L $CuSO_4$ 溶液)和斐林试剂乙(0.8mol/L 酒石酸钾钠的 NaOH 溶液)各1ml,振荡后得到深蓝色的斐林试剂,再加入 1ml 乙醛,振摇,放于 70~80℃ 水浴加热,观察现象。

实验内容	实验现象	实验结论
斐林反应		

思考:1. 斐林试剂可以用新配制的 $CuSO_4$ 和 NaOH 混合溶液代替,说明斐林试剂的有效成分是什么?
　　　2. 斐林试剂为什么要现用现配?

斐林反应中使用的试剂称为斐林试剂,其主要成分是弱氧化剂:可溶性 $Cu(OH)_2$ 的配合物,由斐林试剂甲(硫酸铜溶液)和斐林试剂乙(酒石酸钾钠的氢氧化钠溶液)混合后得到。斐林试剂不稳定,需要使用时现配。

乙醛与斐林试剂反应时被氧化成乙酸,同时有砖红色氧化亚铜(Cu_2O)沉淀产生。

$$CH_3—\overset{\overset{\displaystyle O}{\|}}{C}—H +2Cu(OH)_2 \xrightarrow{\triangle}$$

$$CH_3—\overset{\overset{\displaystyle O}{\|}}{C}—OH +Cu_2O\downarrow+2H_2O$$

考点提示:乙醛的还原反应和氧化反应

(3) 显色反应:品红是一种红色染料,在其水溶液中通入二氧化硫气体,至红色刚好消失为止,得到的无色溶液称为品红亚硫酸溶液,又称希夫试剂。乙醛与希夫试剂作用显紫红色,该反应非常灵敏,可用于鉴别乙醛。

4. 乙醛的用途　乙醛是重要的有机合成原料,在乙醛中通入氯气可生成三氯乙醛,三氯乙醛再与水反应得到水合三氯乙醛,简称水合氯醛。在临床上,水合氯醛是比较安全的催眠药和抗惊厥药,但对胃有一定的刺激性,一般通过灌肠法给药。

(二) 醛

1. 醛的组成和结构　碳原子以双键与氧原子相连形成的原子团称为羰基($-\overset{O}{\underset{\|}{C}}-$),羰基与氢原子相连形成的原子团称为醛基($-\overset{O}{\underset{\|}{C}}-H$)。烃基或氢原子与醛基相连所形成的化合物称为醛,醛基(—CHO)为端基,是醛类的官能团。

考点提示:醛的结构

2. 醛的分类和命名　醛可以根据醛基所连烃基的不同分为脂肪醛和芳香醛;也可根据醛基的数目不同分为一元醛和多元醛。

饱和一元脂肪醛的化学式为 $C_nH_{2n}O$,结构通式为 $C_nH_{2n+1}CHO$ 。

用系统命名法命名饱和一元脂肪醛,选择含醛基碳在内的最长碳链作为主链,根据主链碳原子数称为“某醛”;从醛基碳原子开始编号,将取代基的位次、数目、名称写在“某醛”前面。

3. 醛的通性　醛在水中的溶解度随碳原子数的增多迅速减小,醛既能被加氢还原为同碳原子数的醇,也能被氧化为相应的羧酸,但芳香醛不能被斐林试剂氧化。醛与希夫试剂作用显紫红色。

4. 常见的醛　甲醛(HCHO)为无色有强烈刺激性气味的气体,易溶于水。甲醛能使蛋白质凝固,具有杀菌作用。质量分数为 0.35~0.40 的甲醛水溶液称为福尔马林(formalin),是医药上常用的防腐剂和消毒剂。甲醛有毒,可经呼吸道、消化道及皮肤被人体吸收,长期接触会产生不同程度的中毒症状,对呼吸系统、神经系统、免疫系统等产生毒害。

二、酮

(一) 丙酮

丙酮是最简单的酮,由羰基与两个甲基相连形成的化合物。化学式 C_3H_6O ,结构简式为 $CH_3-\overset{O}{\underset{\|}{C}}-CH_3$,可简写成 CH_3COCH_3 ,官能团是羰基($-\overset{O}{\underset{\|}{C}}-$)。

丙酮为无色、有特殊香味的液体,易燃、易挥发、易溶于水,能与水、乙醇、乙醚等混溶,并能溶解多种有机物,是一种良好的常用有机溶剂。

丙酮分子中羰基,在一定条件下,可以发生类似于醛的加成反应,例如:

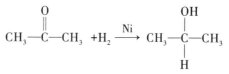

正常人体,血液中仅含有极低浓度的丙酮,而糖尿病患者由于体内糖代谢紊乱,尿液和血液中丙酮的含量增高,并随呼吸及尿液排出。临床上检验尿中是否含有丙酮,可以向尿液中滴加亚硝酰铁氰化钠溶液和氢氧化钠溶液,若呈鲜红色说明有丙酮存在。

(二) 酮

酮类指羰基与两个烃基相连所形成的化合物,羰基(也称酮基)是酮类的官能团。酮可以根据所连烃基不同,分为脂肪酮(又可分为饱和酮、不饱和酮)和芳香酮。

酮和醛都是羰基化合物,相同碳原子数的酮和醛互为同分异构体,例如,丙酮和丙醛互为同分异构体。

三、羧　　酸

(一) 乙酸

1. 乙酸的组成和结构　乙酸可看作甲基与羧基相连形成的化合物,化学式为 $C_2H_4O_2$,结构简式为 $CH_3-\overset{O}{\underset{\|}{C}}-OH$,可简写成 CH_3COOH ,官能团是羧基(—COOH)。

2. 物理性质　乙酸俗称醋酸,为无色、有强烈刺激性气味的液体。熔点为 16.5℃,沸点为 118℃,能与水混溶。纯乙酸在温度低于熔点时凝结成冰状固体,故又称冰醋酸。

实验探究

【实验8-2-3】　在盛有少量 $NaHCO_3$ 粉末的试管中,加入 1mol/L 的 CH_3COOH 溶液,观察现象。

实验内容	实验现象	实验结论

思考:1. 该反应中生成的是什么气体,如何检验?
　　2. 乙酸能与 $NaHCO_3$ 反应,说明乙酸与碳酸哪一个酸性稍强?

3. 化学性质

(1) 酸性:乙酸在水中能部分电离出氢离子而显酸性,其水溶液具有一般酸的通性:能使蓝色石蕊试纸变红,与活泼金属反应可以置换出氢气,与碱发生中和反应,与碱金属或某些盐发生复分解反应。

$$CH_3COOH+NaHCO_3 \Longrightarrow CH_3COONa+H_2O+CO_2\uparrow$$

乙酸能与碳酸氢盐、碳酸盐反应放出二氧化碳,说明其酸性比碳酸强。

(2) 酯化反应:乙酸与乙醇在浓硫酸催化下脱水,生成有水果香味的乙酸乙酯,反应方程式如下:

$$CH_3\overset{\overset{\displaystyle O}{\|}}{C}-OH + HO-CH_2CH_3 \xrightarrow[\triangle]{浓 H_2SO_4}$$

$$CH_3\overset{\overset{\displaystyle O}{\|}}{C}-O-CH_2CH_3 + H_2O$$

乙酸分子中去掉羟基后的基团称为乙酰基($CH_3\overset{\overset{\displaystyle O}{\|}}{C}-$),乙醇分子中去掉羟基上的氢原子,剩下的基团称乙氧基($-O-CH_2CH_3$),因此乙酸乙酯可以看做是乙酰基和乙氧基结合形成的化合物。

考点提示:乙酸的酸性和酯化反应

4. 乙酸的用途　乙酸是食醋的主要成分,因此俗称醋酸。乙酸具有杀菌作用,在食物和医药中能抗细菌和真菌,可用作消毒剂和防腐剂。如 0.5%~2% 的乙酸溶液可用于烫伤、灼伤创面的清创消毒;质量分数 $\omega_B = 0.30$ 的乙酸溶液可外用治疗甲癣、鸡眼、赘疣等;在封闭的房间内,按每立方米空间用 2mL 食醋熏蒸,可有效预防流感及感冒。

(二) 羧酸

1. 羧酸的组成和结构　羧酸从结构上可看作是烃分子中的氢原子被羧基取代形成的化合物。亦可以说是氢原子或烃基与羧基相连形成的化合物。羧基(—COOH)为端基,是羧酸的官能团。

考点提示:羧酸的结构

2. 羧酸的分类和命名　羧酸可以根据烃基不同分为脂肪酸和芳香酸,也可由分子中所含羧基数目的不同分为一元酸、二元酸和多元酸。

饱和一元脂肪酸的化学式为 $C_nH_{2n}O_2$,结构通式为 $C_nH_{2n+1}COOH$ 。

许多羧酸最初是从天然产物中得到,可以根据其来源或性状而采用俗名,如乙酸俗名醋酸,乙二酸俗名草酸等。科学命名羧酸仍用系统命名法。以饱和一元羧酸的系统命名法为例:

(1) 选择含有羧基的最长碳链为主链,根据主链碳原子的数目称为"某酸";

(2) 从羧基碳原子开始,将主链碳原子依次编号;

(3) 支链作为取代基,由简单到复杂,将取代基所连主链碳原子的位次、同类取代基的数目和名称,分别写在"某酸"之前。例如:

$$CH_3-\overset{\overset{\displaystyle CH_3}{|}}{C}H-\overset{\overset{\displaystyle O}{\|}}{C}-OH \qquad CH_3-\overset{\overset{\displaystyle CH_3}{|}}{C}H-\overset{\overset{\displaystyle CH_3}{|}}{C}H-\overset{\overset{\displaystyle O}{\|}}{C}-OH$$

2-甲基丙酸　　　　2,3-二甲基丁酸

$$CH_3-\overset{\overset{\displaystyle CH_3}{|}}{C}H-\overset{\overset{\overset{\displaystyle CH_3}{|}}{CH_2}}{C}H-\overset{\overset{\displaystyle O}{\|}}{C}-OH$$

3-甲基-2-乙基丁酸

羧酸主链碳原子的位次也可用希腊字母依次进行编号,与羧基直接相连的碳原子为 α 位(2 号碳位),依次为 β 位(3 号碳位)、γ 位(4 号碳位)······例如:

$$CH_3-CH_2-\overset{\overset{\displaystyle CH_3}{|}}{C}H-\overset{\overset{\displaystyle O}{\|}}{C}-OH$$

α-甲基丁酸

$$CH_3-\overset{\overset{\displaystyle CH_3}{|}}{C}H-CH_2-\overset{\overset{\displaystyle O}{\|}}{C}-OH$$

β-甲基丁酸

3. 羧酸的通性　羧基中的羰基和羟基相互影响,使羧酸具有与醇或醛、酮不同的一些特性,例如,羧基中的氢原子活泼性较强,表现出明显酸性,其羰基通常不能发生类似于醛、酮的加成反应等。

羧酸都是弱酸,具有酸的通性,能使酸碱指示剂变色,与活泼金属反应置换出氢气,能与强碱及一些弱碱(如氢氧化铜)、金属氧化物反应生成盐和水。

羧酸在水中的溶解度随碳原子数的增加而减小。羧酸盐在水中的溶解性比相应的羧酸强,尤其是低级和中级脂肪酸的碱金属盐能溶于水,因此临床上把一些难溶于水的羧酸制成羧酸钠或羧酸钾,便于将其配成水剂或注射剂。例如,青霉素 G 常制成青霉素 G 钾或青霉素 G 钠,供注射用。

羧酸和醇或酚在一定条件下生成酯和水的反应称为酯化反应。羧酸都能和醇、酚发生酯化反应。

4. 常见的羧酸

(1) 甲酸(HCOOH)俗名蚁酸,存在于蚁类、蜂类的分泌物中。甲酸为无色、有刺激性气味的液体,熔点为 8.4℃,沸点为 100.7℃,可与水混溶。甲酸有很强的腐蚀性,因此被蚂蚁或蜂类蜇伤后会出现皮肤肿痛,可用稀的碱性溶液涂抹来缓解。

甲酸的结构($H-\overset{\overset{\displaystyle O}{\|}}{C}-OH$)中,可看作羧基与氢原子相连,也可看做醛基与羟基相连,因此,甲酸既有羧

酸(羧基)的性质也有醛(醛基)的性质,具有一些与其他羧酸不同的化学性质。例如,甲酸酸性比其他饱和一元羧酸强;甲酸具有醛基类似的还原性,可以发生银镜反应、斐林反应等,也能使高锰酸钾溶液褪色。

甲酸有消毒防腐的作用。

(2)乙二酸(HOOC—COOH)俗名草酸,化学式为 $H_2C_2O_4$,是最简单的二元羧酸。乙二酸为无色结晶,熔点为 189℃,易溶于水和乙醇。

乙二酸比一元羧酸及其他饱和二元羧酸的酸性强,也具有还原性,能被高锰酸钾溶液氧化生成 CO_2 和 H_2O。

乙二酸广泛存在于植物中,容易和钙质结合成难溶性的草酸钙。在人体中,过多的草酸钙如果不能及时排出体外,会形成结石,例如,尿路结石中的肾结石主要成分就是草酸钙。由于乙二酸影响体内钙质吸收,饮食中不应过多摄入含草酸丰富的食物。

(3)苯甲酸(![苯环]—COOH)俗名安息香酸,为白色鳞片状或针状结晶,熔点为 122℃,难溶于冷水,易溶于热水、乙醇和乙醚中。

苯甲酸对多种微生物的生存和繁殖有抑制作用,具有良好的杀菌能力,是食品中常用的防腐剂。苯甲酸外用可治疗癣病。

(三)取代羧酸

羧酸分子中烃基上的氢原子被其他原子或原子团取代后形成的化合物,称为取代羧酸。根据取代基团不同,取代羧酸可分为卤代酸、羟基酸、酮酸和氨基酸等几类。取代羧酸分子中具有两种或两种以上的官能团,故又称为具有复合官能团的羧酸。

1. 羟基酸

(1)羟基酸的结构和命名:羧酸分子中烃基上的氢原子被羟基取代得到的化合物称为羟基酸,即一个分子中既含有羧基又含有羟基的化合物。

羟基酸的命名,以羧酸为母体,羟基看作取代基,用阿拉伯数字或希腊字母表示出其位置,称为"羟基某酸"。在实际应用中也常常根据其来源采用俗名。例如:

$$CH_3-\underset{\underset{OH}{|}}{CH}-\underset{\underset{O}{\|}}{C}-OH \qquad \underset{\underset{CH_2-COOH}{|}}{HO-CH-COOH}$$

2(a)-羟基丙酸(乳酸) 2(a)-羟基丁二酸(苹果酸)

(2)常见的羟基酸:

1)乳酸($CH_3-\underset{\underset{OH}{|}}{CH}-\underset{\underset{O}{\|}}{C}-OH$)为无色或淡黄色黏稠液体,无臭,有酸味,吸湿性强,能溶于水、乙醇和甘油。因最初从酸牛奶中被发现而得名。人体运动时,糖原可分解产生乳酸并放出热量,肌肉因此会有酸胀感。

乳酸酸性比丙酸强,能与碱中和生成盐和水;乳酸在体内可以脱氢氧化生成丙酮酸。

乳酸有较强的消毒、防腐作用,每立方米空间仅用 1ml 乳酸稀释熏蒸即可消毒灭菌;$\varphi_B = 0.01$ 的乳酸溶液可外用治疗阴道滴虫病。临床上,乳酸钠作为强碱弱酸盐可用于治疗酸中毒,乳酸钙用于治疗钙质缺乏症,如佝偻病等。

2)枸橼酸(柠檬酸)($\underset{\underset{CH_2-COOH}{|}}{\overset{\overset{CH_2-COOH}{|}}{HO-C-COOH}}$)为无色晶体,无臭,有强烈酸味,易溶于水和乙醇,常用于调制饮料。因柠檬中含量最高而得名,临床又称柠檬酸。

枸橼酸分子中有三个羧基,酸性较强,可与碱作用生成盐。

枸橼酸钠在临床上用作抗凝剂;枸橼酸铁铵用于治疗缺铁性贫血。

3)水杨酸(![苯环]$\overset{-COOH}{-OH}$)为白色针状结晶,易升华,微溶于冷水,易溶于热水、乙醇和乙醚。因为存在于水杨树皮及柳树皮中而得名,又称柳酸。

水杨酸酸性强于苯甲酸,因分子中含酚羟基,也具有酚的一些特性,例如,容易氧化变色,能与 $FeCl_3$ 反应显紫色等。

水杨酸具有杀菌防腐作用,但对胃肠道有较强的刺激,因此一般多外用。水杨酸的衍生物乙酰水杨酸(![苯环]$\overset{-COOH}{-OCOCH_3}$),药品通用名为阿司匹林,是常用的解热镇痛药,同时具有抗炎、抗风湿、抗血栓形成等作用,可以内服,临床应用已百余年。

2. 酮酸

(1)酮酸的结构和命名:分子中既含有羧基又含有酮基的化合物称为酮酸。

酮酸的系统命名法:选择含羧基和酮基的最长碳链做主链,在羧酸命名的基础上,标明酮基所在位置,称为"某酮酸"。

(2)常见的酮酸:

1)丙酮酸($CH_3-\underset{\underset{O}{\|}}{C}-\underset{\underset{O}{\|}}{C}-OH$)为无色有刺激性气味的液体,沸点为 165℃,易溶于水和乙醇。

丙酮酸的酸性较乳酸强,是人体内糖、脂肪、蛋白质代谢的中间产物,在体内酶的催化下,可以还原成乳酸,也能转化生成乙酸和二氧化碳。

2)β-丁酮酸($CH_3-\underset{\underset{O}{\|}}{C}-CH_2-\underset{\underset{O}{\|}}{C}-OH$)又名乙酰乙酸,为无色黏稠液体,易溶于水和乙醇。

β-丁酮酸酸性比乙酸强,性质不稳定,加热到100℃即可分解产生二氧化碳和丙酮。在人体内酶的催化下,可以还原β-羟基丁酸。

β-丁酮酸、β-羟基丁酸和丙酮三者合称为酮体,是人体内脂肪代谢的中间产物,呈酸性。在正常人体血液、尿液中含极微量酮体。当人体内糖或脂肪代谢发生障碍时,血液中酮体含量增加,容易使血液的酸性增强,发生酸中毒。临床上检验酮体的含量,对某些疾病的诊断具有决定性意义。酮体含量测定可通过检验尿酮的方法(亚硝酰铁氰化钠的碱性溶液显色)进行判断。

链接

食品添加剂

食品添加剂是指为改善食品色、香、味等品质以及为防腐、保鲜和加工工艺的需要而加入食品中的人工合成或者天然物质。

食品、饮料中最常见的几种食品添加剂:

防腐剂:山梨酸及其钾盐是一种高效安全的防腐保鲜剂,其防腐效果是同类产品苯甲酸钠的5~10倍,毒性仅为苯甲酸钠的1/40。

抗氧剂:维生素C,防止食品氧化变质,与防腐剂类似,可以延长食品的保质期。

着色剂:常用的合成色素有胭脂红、苋菜红、柠檬黄、靛蓝等,可改变食品的外观,使其增强食欲,但合成色素大多数对人体有害。

膨松剂:碳酸氢钠通过受热分解产生二氧化碳,从而起到膨松的作用。

甜味剂:木糖醇为天然糖醇类甜味剂,不会导致血糖指数明显升高,也不产酸,常用做糖尿病、肥胖病患者的甜味剂,并具有防止龋齿的作用。但在大量食用时有导致腹泻的能力。

甜蜜素通常是指环己基氨基磺酸的钠盐或钙盐,是一种广泛使用的人工甜味剂,其甜味纯正,甜度通常认为是蔗糖的30倍。

增味剂:谷氨酸钠俗称味精,在食品中能增加鲜味,易溶于水,受热稳定性差,在一般用量条件下无毒性。

酸味剂:柠檬酸常用于饮料、糖果中调节酸味和改善香味效果。

增白剂:过氧化苯甲酰是面粉增白剂的主要成分,其用量超标会破坏面粉的营养,水解后产生的苯甲酸会对肝脏造成损害。在欧盟等发达国家已被禁止作为食品添加剂使用,我国正拟撤销面粉中添加增白剂过氧化苯甲酰的规定。

根据我国相关法规规定,使用食品添加剂不应当掩盖食品腐败变质,不应当掩盖食品本身或者加工过程中的质量缺陷,不以掺杂、掺假、伪造为目的而使用食品添加剂、不应当降低食品本身的营养价值、在达到预期的效果下尽可能降低在食品中的用量。

食品添加剂的安全使用是非常重要的,在使用过程中要严格控制用量,不允许在食品中非法添加对人体健康造成危害的物质。

小　结

类型	结构特征	分类	重要代表物	主要性质
醛	醛基与烃基相连	脂肪醛和芳香醛一元醛和多元醛	乙醛	加成反应、氧化反应、显色反应
酮	酮基与两个烃基相连	脂肪酮和芳香酮	丙酮	加成反应、显色反应
羧酸	羧基与烃基相连	脂肪酸和芳香酸一元酸和多元酸	乙酸	酸性、酯化反应
取代羧酸	具有复合官能团的羧酸	羟基酸、酮酸、氨基酸、卤代酸	乳酸β-丁酮酸	酸性

目标检测

一、填空题

1. 乙醛的官能团为_____,其中的_____双键能断开,与H_2作用,发生_____反应生成醇,该反应又属于_____反应。

2. 羧酸的官能团为_____,可以看作是由_____和_____组成的,但二者相互影响,使羧酸表现出不同于此二者的特性,具有明显_____性。

3. 乙二酸俗名_____,具有_____性,能被高锰酸钾溶液氧化生成_____和_____。

4. 水杨酸分子中既含有_____又含有_____,其水溶液显_____性,也能与三氯化铁发生显色反应。

5. 酮体是_____、_____、_____三者的合称,血液中酮体含量增高,容易引起_____中毒。

二、选择题

1. 能与乙醛作用显紫红色的是(　　)
   A. 银氨溶液　　　　B. 希夫试剂
   C. 斐林试剂　　　　D. 三氯化铁溶液

2. 临床上检验尿液中的丙酮常用的试剂是(　　)
   A. 亚硝酰铁氰化钠的氢氧化钠溶液
   B. 希夫试剂　　　C. 斐林试剂
   D. 银氨溶液

3. 下列酸性最强的是(　　)
   A. 甲酸　B. 乙酸　C. 乙二酸　D. 苯酚

4. 下列不能使高锰酸钾溶液褪色的是(　　)
   A. 甲酸　B. 乙酸　C. 乙二酸　D. 苯酚

5. 不能参与酯化反应的是(　　)
   A. 乙酸　B. 乙醇　C. 乙醛　D. 浓硫酸

6. 不属于羟基酸的是(　　)
   A. 丙酮酸　B. 乳酸　C. 苹果酸　D. 水杨酸

7. 分子中含有三个羧基的取代羧酸是( )

 A. 苹果酸 B. 丙酮酸 C. 水杨酸 D. 柠檬酸

8. 乙酸与乙醇发生酯化反应生成的酯是( )

A. $H-\overset{\overset{\displaystyle O}{\|}}{C}-O-CH_2-CH_3$

B. $CH_3-\overset{\overset{\displaystyle O}{\|}}{C}-O-CH_2-CH_3$

C. $H-\overset{\overset{\displaystyle O}{\|}}{C}-O-CH_3$

D. $CH_3-\overset{\overset{\displaystyle O}{\|}}{C}-O-CH_3$

三、判断题

1. 甲醛俗称福尔马林。( )

2. 甲酸能与托伦试剂作用产生明亮的银镜。( )

3. 酮体含量可通过测试丙酮判断,酮体含量过高,易产生酸中毒。( )

4. 斐林试剂由甲液和乙液组成,其有效成分是Cu_2O。( )

四、用化学方法鉴别下列各组物质

1. 乙醇、乙醛、乙酸 2. 乙醇、苯酚、乙酸

第3节 含氮有机化合物

含氮有机化合物有胺、酰胺、杂环化合物和生物碱类,在医药上多有重要意义。

(一) 胺类

1. 苯胺

(1) 苯胺的组成和结构:苯胺可看做苯分子中的一个氢原子被氨基取代后形成的化合物,也可看做氨分子中的一个氢原子被苯基取代形成的化合物。化学式为C_6H_7N,结构简式为( ),官能团为氨基(—NH_2)。

(2) 苯胺的物理性质:苯胺为无色、有强烈刺激性气味的油状液体,熔点为-6.2℃,沸点为184℃,微溶于水,易溶于乙醇、乙醚。苯胺有剧毒,其蒸气可通过呼吸或皮肤长期接触而引起人体中毒。

(3) 苯胺的化学性质:苯胺不稳定,容易在空气中被氧化而变色。苯胺有很弱的碱性,只能与强酸结合生成盐。例如:

生成的氯化苯铵也可写作( ),读作盐酸苯胺或苯胺盐酸盐,其水溶性强于苯胺。苯胺盐酸盐的水溶液中加入强碱,可使苯胺从盐中游离

出来,而使溶液变浑浊。

苯胺与乙酐作用生成乙酰苯胺,乙酰苯胺较苯胺稳定性增强。

(4) 苯胺的用途:苯胺是重要的有机合成原料,可作为原料用于合成许多药物。

2. 胺

(1) 胺的结构和分类:胺可以看做是氨分子中的氢原子被烃基取代形成的化合物,也可看做是烃的含氮衍生物。根据氮原子所连烃基的多少,胺的官能团有三种:氨基(—NH_2)、亚氨基(—NH—)、次氨基($\overset{|}{\underset{|}{N}}$)。

(2) 胺的分类和命名

1) 胺的分类:胺可以根据氮原子所连烃基数目的不同,分为伯胺、仲胺和叔胺;也可以根据氨基所连烃基的种类不同,分为脂肪胺和芳香胺,见表8-3-1。

表8-3-1 胺的分类

	伯胺	仲胺	叔胺
脂肪胺	甲胺 CH_3-NH_2	二甲胺 $CH_3-NH-CH_3$	三甲胺 $H_3C-\overset{\overset{\displaystyle CH_3}{\|}}{\underset{}{N}}-CH_3$
芳香胺	苯胺 	二苯胺 	三苯胺

2) 胺的命名:简单胺命名时,根据烃基称"某胺";若有两个或两个以上烃基,将简单烃基的数目、名称放在前面,复杂烃基的数目、名称放在后面,称"某胺"。例如:

$H_3C-\overset{\overset{\displaystyle CH_3}{\|}}{\underset{}{N}}-CH_3$
三甲胺

$H_3C-\overset{\overset{\displaystyle H}{\|}}{\underset{}{N}}-C_2H_5$
甲乙胺

$H_3C-\overset{\overset{\displaystyle C_2H_5}{\|}}{\underset{}{N}}-C_3H_7$
甲乙丙胺

芳香胺的氮原子上连有脂肪烃基时,以芳香胺为母体,脂肪烃基为取代基,在其前面加上字母"N-",表示该脂肪烃基直接连在氮原子上。

$$H_3C-NH-\text{〇}\qquad H_3C-\overset{CH_3}{\underset{}{N}}-\text{〇}$$

N-甲基苯胺　　　　　N,N-二甲基苯胺

复杂胺命名时,可将氨基作为取代基,以烃为母体。

$$\underset{\underset{NH_2}{|}}{CH_3-CH-CH-CH-CH_3}$$
$$\overset{CH_3}{|}\qquad\overset{CH_3}{|}$$

2,4-二甲基-3-氨基戊烷

（3）胺的性质

1）物理性质:低级胺多有不愉快的气味,少数为气体,多为液体,高级脂肪胺及芳香胺多为固体。随着碳原子数的增多,胺的水溶性降低。胺对人体有毒,某些芳香胺及其衍生物还具有明显的致癌作用。

2）化学性质:胺都有弱碱性,能与强酸作用生成铵盐,铵盐易溶于水,可增强含氨基化合物的水溶性。铵盐的水溶液中加入强碱,能使胺游离出来。例如:

$$\text{〇}-NH_3^+Cl^- +NaOH \longrightarrow \text{〇}-NH_2 +NaCl + H_2O$$

不同胺的碱性强弱顺序为:脂肪胺>氨>芳香胺。

伯胺和仲胺都能与乙酐、乙酰氯等反应,生成酰胺。例如:

$$CH_3-\overset{O}{\overset{||}{C}}-Cl + CH_3-CH_2-CH_2-NH_2 \longrightarrow$$

$$CH_3-CH_2-CH_2-NH-\overset{O}{\overset{||}{C}}-CH_3 + HCl$$

这种在反应中能提供酰基的化合物称为酰化剂,最常用的酰化剂为乙酐和乙酰氯。

常用消毒剂和防腐剂

名　称	有效成分	浓　度	用　途	备　注
消毒酒精	乙醇	0.70~0.75	皮肤和器械消毒	对皮肤无刺激
苯　酚	苯酚	0.03~0.05g/L	器械和环境消毒	有刺激
来苏儿	甲酚	0.50	环境和排泄物消毒	有刺激
福尔马林	甲醛	0.35~0.40	标本和尸体防腐	有毒
苯甲酸及其钠盐	苯甲酸(钠)	0.05%~0.3%	药品和食品防腐	无刺激
苯扎溴铵	溴化二甲基十二烷基苄铵	0.1%	皮肤和器械消毒	对皮肤无刺激
碘　伏	碘单质	0.45%~0.55%	皮肤和器械消毒	无刺激

这一类使化合物分子中引入酰基的反应称为酰化反应。酰化反应可使游离胺的毒性减弱,在人体中,肝脏通过乙酰化反应来减弱某些胺类药物的毒性。

知识迁移

写出铵根离子的结构。

（4）季铵盐和季铵碱:氮原子上同时连四个烃基的化合物,可以看做是铵根离子中的四个氢原子全部被烃基取代得到的化合物,称为季铵类化合物,包括季铵盐和季铵碱,二者都是离子型化合物。

$$\left[\underset{\underset{R_4}{|}}{\overset{\overset{R_2}{|}}{R_1-N-R_3}}\right]^+ X^-\qquad \left[\underset{\underset{R_4}{|}}{\overset{\overset{R_2}{|}}{R_1-N-R_3}}\right]^+ OH^-$$

季铵盐的命名与铵盐相似,例如,溴化二甲基十二烷基苄铵;

$$\left[\underset{\underset{C_{12}H_{25}}{|}}{\overset{\overset{CH_3}{|}}{H_3C-N-CH_2-\text{〇}}}\right]^+ Br^-$$

季铵碱的命名与碱相似,例如,氢氧化四甲铵

$$\left[\underset{\underset{CH_3}{|}}{\overset{\overset{CH_3}{|}}{H_3C-N-CH_3}}\right]^+ OH^-$$

季铵类化合物作为离子型化合物,都是结晶性固体,易溶于水。

溴化二甲基十二烷基苄铵别名苯扎溴铵,又称新洁尔灭,为淡黄色,有芳香气味的胶状体,味极苦,易溶于水和乙醇,无刺激性,毒性低,有较强的杀菌、去垢作用,可用于器械和皮肤消毒,是临床上常用的消毒剂。其水溶液振摇产生大量泡沫,是价格低廉的阳离子型表面活性剂。

（二）酰胺

1. 尿素

（1）尿素的组成和结构：尿素简称脲，可以看作碳酸分子中的两个羟基被氨基取代后得到的化合物，即羰基同时连两个氨基形成的化合物。化学式为 $CO(NH_2)_2$，结构简式为 $NH_2-\overset{O}{\overset{\|}{C}}-NH_2$，官能团为酰胺基（$-\overset{O}{\overset{\|}{C}}-NH_2$）。

（2）尿素的物理性质：尿素为无色或白色针状结晶，无臭，味咸，熔点132.7℃，易溶于水和乙醇。

（3）尿素的化学性质。

1）弱碱性：尿素分子中有两个氨基，遇到酸可以反应生成对应的盐，但仅表现出一元弱碱的特性。例如，尿素与草酸按物质的量2：1进行反应，生成难溶性的草酸脲。

$$2NH_2-\overset{O}{\overset{\|}{C}}-NH_2 + H_2C_2O_4 \longrightarrow \left(NH_2-\overset{O}{\overset{\|}{C}}-NH_2\right)_2 \cdot H_2C_2O_4 \downarrow$$

2）水解反应：尿素在酸、碱或尿素酶的催化作用下可发生水解反应。

酶水解如下：

$$NH_2-\overset{O}{\overset{\|}{C}}-NH_2 + H_2O \xrightarrow{尿素酶} CO_2\uparrow + 2NH_3\uparrow$$

知识迁移

讨论尿素的酸水解和碱水解的产物。

3）缩合反应

实验探究

【实验8-3-1】 在干燥试管中加入少量尿素固体，酒精灯加热，用湿润红色石蕊试纸在试管口检测。观察到固体熔化后重新凝结得到白色固体，停止加热。待冷却后，加入适量 1mol/L 的 NaOH 溶液振荡，溶解后滴加 0.5mol/L CuSO₄溶液，观察颜色变化。

实验内容	实验现象	实验结论

思考：1. 根据红色石蕊试纸颜色的变化判断试管中产生了什么气体？

2. 加热冷却后的产物能在 NaOH 溶液中溶解，试推断其酸碱性。

尿素在加热时可以发生缩合反应，两分子尿素脱去一分子氨缩合得到缩二脲。

$$NH_2-\overset{O}{\overset{\|}{C}}-\boxed{NH_2+H}-NH-\overset{O}{\overset{\|}{C}}-NH_2 \xrightarrow[加热]{150\sim160℃}$$

$$NH_2-\overset{O}{\overset{\|}{C}}-NH-\overset{O}{\overset{\|}{C}}-NH_2 + NH_3\uparrow$$

缩二脲可以发生缩二脲显色反应，即缩二脲在强碱性溶液中，与少量 $CuSO_4$ 溶液反应呈现紫红色。

分子中含有两个或两个以上酰胺键（$-\overset{O}{\overset{\|}{C}}-NH-$）结构的化合物都能发生缩二脲显色反应。

（4）尿素的用途：人的尿液中含有尿素，故而得名。尿素是农业中常用的高效的氮肥，也是合成药物的重要原料，可以直接用作脱水剂和皮肤软化剂。

2. 酰胺

（1）酰胺的结构和命名：酰胺结构可看作是氨分子中的氢原子被酰基取代得到的化合物，也可看做羧酸分子中羧基上的羟基被氨基或烃氨基取代后形成的化合物。

酰胺根据酰基及氨基所连烃基的名称命名为"某酰某胺"。例如：

$$CH_3-\overset{O}{\overset{\|}{C}}-NH_2 \qquad CH_3-\overset{O}{\overset{\|}{C}}-NH-CH_3$$

乙酰胺　　　　　N-甲基乙酰胺

乙酰苯胺

（2）酰胺的性质

1）物理性质：酰胺除甲酰胺为液体外，多为无色或白色结晶，沸点较同碳原子数的羧酸高，低级酰胺易溶于水，随着碳原子增多水溶性下降。液态酰胺是具有良好溶解性能的溶剂。

2）化学性质：酰胺中的氨基受羰基影响，在水溶液中没有明显酸碱性，不能使石蕊试纸变色，但在一定条件下能表现出弱酸性或弱碱性。例如，当氮原子连接两个羰基时，形成的酰亚胺结构表现出弱酸性。

酰胺都可以在酸、碱或酶的催化下发生水解反应，生成相应的羧酸（羧酸盐）和氨（铵盐）。

（三）杂环化合物

杂环化合物是指组成环的原子除碳原子外，还含有其他元素原子（杂原子）的环状化合物。常见参与成环的杂原子有氧、氮和硫。

杂环化合物根据分子中杂原子的种类可以分为氧杂环、氮杂环、硫杂环等;根据成环原子数目可分为三元杂环、四元杂环、五元杂环和六元杂环等;根据环的数目可分为单杂环和稠杂环等。

杂环化合物的命名采用音译法,用同音汉字加口字旁作为中文名称。例如:pyrrole 可译为吡咯。

常见杂环化合物见表 8-3-2。

表 8-3-2　常见杂环化合物的结构、名称及标位

类别	杂环母核
含一个杂原子的五元杂环	吡咯 pyrrole　　呋喃 furan　　噻吩 thiophene
含两个杂原子的五元杂环	吡唑 pyrazole　咪唑 imidazole　噁唑 oxazole　异噁唑 isoxazole　噻唑 thiazole
五元稠杂环	吲哚 indole　苯并呋喃 benzofuran　苯并咪唑 benzimdazole　咔唑 carbazole
含一个杂原子的六元杂环	吡啶 pyridine　2H-吡喃 2H-pyran　4H-吡喃 4H-pyran
含两个杂原子的六元杂环	哒嗪 pyridazine　嘧啶 pyrimidine　吡嗪 pyrazine
六元稠杂环	喹啉 quinoline　异喹啉 isoquinoline　蝶啶 pteridine　嘌呤 purine 吖啶 acridine　吩嗪 phenazine　吩噻嗪 phenothiazine

1. 吡咯（ ）　吡咯为无色、有弱苯胺气味的液体,沸点为 130~131℃,难溶于水,易溶于乙醇和乙醚。在空气中,吡咯易被氧化而颜色变深。吡咯有比苯胺弱的碱性。吡咯的衍生物广泛存在于自然界中,如叶绿素、血红素、维生素 B_{12} 等结构中都含有吡咯结构。

2. 咪唑（ ）　咪唑为无色晶体,熔点为 90~91℃,易溶于水、乙醇和乙醚中。咪唑的碱性强于吡咯,能与强酸生成稳定的盐。咪唑的许多衍生物具有重要生理活性,例如,人体中的组胺、优良的抗感染药物甲硝唑等。

3. 吡啶(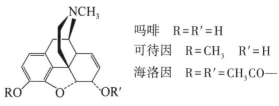) 吡啶为无色、有特殊臭味的液体,沸点为 115.5℃,能与水、乙醇、乙醚等混溶,是一种良好的有机溶剂。吡啶有弱碱性,能发生与苯相似的取代反应,在酸性氧化剂中相对稳定。抗结核病的药物异烟肼及维生素 B₃ 中都含有吡啶结构。

4. 喹啉( ) 喹啉为无色、有特殊气味的油状液体,沸点为 238.1℃,难溶于水,易溶于有机溶剂。喹啉的碱性比吡啶弱。多种药物中含有喹啉环,例如,抗疟药奎宁和氯喹中都有喹啉结构。

5. 吲哚( ) 吲哚为无色、有粪臭味的片状结晶,熔点为 52.5℃,能溶于热水和有机溶剂。纯的吲哚稀溶液有愉快的香味,可用于制造茉莉花香型的香精。一些生物碱及人脑中的 5-羟色胺、蛋白质中的色氨酸中都含有吲哚环。

6. 嘌呤( ) 嘌呤为无色晶体,熔点为 216~217℃,易溶于水,难溶于有机溶剂。嘌呤水溶液呈中性,但能与酸或碱生成盐。嘌呤的衍生物广泛存在于动植物体内,例如,咖啡因、茶碱、尿酸等分子中都含有嘌呤环。

(四) 生物碱

生物碱是指存在于生物体内具有显著生理活性的含氮的碱性有机物,其分子中的氮原子多以含氮杂环方式存在。少数如麻黄碱分子中氮原子为胺类化合物结构。生物碱通常与酸结合,以生物碱盐的形式存在于高等植物体内,同科同属植物中常含有相同或相似的生物碱,同一种植物多含有同一母核的生物碱。生物碱在动物体中偶有发现。许多生物碱是中药的有效成分,具有多种生物活性。例如,麻黄碱能止咳平喘,小檗碱具有抗菌消炎作用,喜树碱有抗癌活性,利血平可以降压,吗啡能镇痛等。

生物碱通常根据来源命名,如麻黄碱是从麻黄中提取的;也有用国际通用名称的音译命名,如烟碱又称尼古丁(Nicotime)。

生物碱一般具有以下性质:

1. 物理性质　大多数生物碱为无色或白色结晶性固体,有固定熔点,味苦,难溶于水,易溶于乙醇等有机溶剂。但有少数例外,如烟碱为液体,小檗碱显黄色,甜菜碱有明显甜味等。

2. 化学性质

(1) 碱性:生物碱一般具有弱碱性,在植物体内与有机酸(如酒石酸、苹果酸、草酸等)结合成盐,生物碱盐多易溶于水和乙醇,难溶于其他有机溶剂。可利用生物碱与其盐溶解性的不同,提取并分离出不同的生物碱。

(2) 沉淀反应:生物碱及其盐能与一些试剂作用,生成难溶性的沉淀。这些试剂称生物碱沉淀剂,常用的生物碱沉淀剂有:碘化铋钾试剂(KBiI₄)、碘-碘化钾试剂(KI-I₂)、碘化汞钾试剂(HgI₂-2KI)、硅钨酸试剂(SiO₂·12WO₃·nH₂O)、苦味酸、鞣酸、雷氏铵盐 NH₄[Cr(NH₃)₂(SCN)₄]等。

(3) 显色反应:生物碱及其盐可与一些试剂作用显示不同的颜色,其颜色随生物碱不同而异。这些试剂称生物碱显色剂,常用的生物碱显色剂有:甲醛的浓硫酸溶液、重铬酸钾的浓硫酸溶液、钼酸钠的浓硫酸溶液、钒酸铵的浓硫酸溶液等。一些有颜色变化的生物碱沉淀反应,也可用于生物碱及其盐分离或检识时的显色。

3. 常见的生物碱

(1) 麻黄碱(麻黄素):

$$CH-CH-CH_3$$
$$\quad\ \ |\qquad |$$
$$\quad\ OH\ \ NHCH_3$$

麻黄碱为无色蜡状固体或结晶,熔点为 34℃,有挥发性,可溶于水,易溶于氯仿等有机溶剂。麻黄碱属于中强碱,其草酸盐难溶于水。麻黄碱具有收缩血管,兴奋中枢的作用,能增加汗腺和唾液腺分泌,缓和平滑肌痉挛。

(2) 莨菪碱、东莨菪碱:

莨菪碱　　　　　**东莨菪碱**

莨菪碱为白色针状结晶(乙醇),熔点 111℃,难溶于水,易溶于乙醇、氯仿等,其外消旋体称阿托品。东莨菪碱为黏稠状液体,可溶于水,易溶于乙醇、氯仿等。二者均呈中强碱性,前者碱性弱于后者。二者均有解痉镇痛、解有机磷中毒和散瞳的作用。

(3) 吗啡、可待因和海洛因:

吗啡　R = R′ = H
可待因　R = CH₃　R′ = H
海洛因　R = R′ = CH₃CO—

吗啡是从罂粟浆果的浓缩物(阿片)中提取得到的,常用其盐酸盐。盐酸吗啡为白色针状结晶,熔点 255℃,能溶于水,含有酚羟基,容易被氧化。吗啡具有镇痛、镇咳、镇静的作用。可待因和海洛因是吗啡的半合成衍生物,可待因的镇咳作用比吗啡强,海洛因的镇痛作用强于吗啡,但三者均有一定程度的成瘾性。

（4）小檗碱（黄连素）：

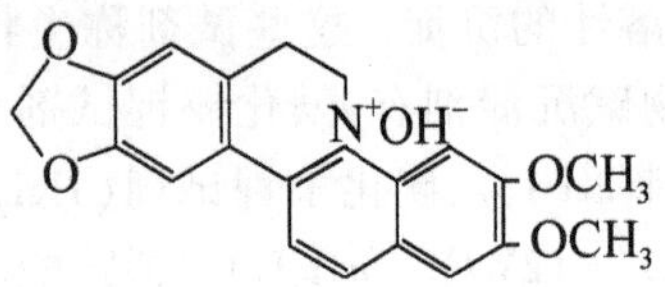

小檗碱为黄色针状结晶,160℃时分解,味极苦,易溶于热水和热乙醇,难溶于氯仿等有机溶剂。小檗碱是季铵型结构,呈强碱性,常用其盐酸盐,具有明显抗菌、抗病毒作用,主要用于治疗胃肠炎、细菌性痢疾等肠道感染。

小　结

类　型	胺	酰胺	杂环化合物	生物碱
结构特征	氨分子中的氢原子被烃基代替	氨分子中的氢原子被酰基代替	杂原子与碳原子结合成环	具有生理活性的含氮的碱性有机物
分类	脂肪胺和芳香胺:伯胺、仲胺、叔胺		氧杂环、氮杂环、硫杂环、单杂环、稠杂环	根据杂环不同分类
重要代表物	苯胺	尿素	吡啶等	麻黄碱等
主要性质	弱碱性、酰化反应	水解	生理、药理特性	碱性

目标检测

一、填空题

1. 苯胺的结构简式为_____,该分子有_____,能与盐酸反应生成_____。

2. 尿素_____溶于水,其水溶液显_____,可以在尿素酶的作用下水解产生_____和_____。

3. 杂环化合物中常见的杂原子有_____、_____、_____。

4. 生物碱是一类存在于生物体内具有生理活性的含_____的_____性有机物。

5. 伯胺和仲胺都能发生酰化反应,常用的乙酰化剂有_____和_____。

二、选择题

1. 下列碱性最强的是（　　　）
   A. 苯胺　　　　　　B. 尿素
   C. 氢氧化四甲铵　　D. 二甲胺

2. 下列能水解的是（　　　）
   A. 苯胺　　　　　　B. 尿素
   C. 氢氧化四甲铵　　D. 二甲胺

3. 不能在酸性水溶液中溶解的是（　　　）
   A. 苯酚　　B. 苯胺　　C. 尿素　　D. 麻黄碱

4. 分子中不含酰基的化合物是（　　　）
   A. 苯甲酸　　B. 乙酸乙酯　　C. 乙醇　　D. 尿素

5. 能发生缩二脲反应的是（　　　）
   A. 缩二脲　　B. 苯胺　　C. 尿素　　D. 二甲胺

6. 下列被称为乙酰基的是（　　　）

   A. $CH_3—CH_2—O—$

   B. $H—\overset{\displaystyle O}{\overset{\|}{C}}—$

   C. $CH_3—\overset{\displaystyle O}{\overset{\|}{C}}—$

   D. $CH_3—\overset{\displaystyle O}{\overset{\|}{C}}—O—$

第9章 糖 类

生命由一系列复杂的化学过程维持着,食物就是维持这一化学过程的化学试剂。食物中能够被人体吸收和利用的各种成分叫做营养素,人体需要的营养素主要有:蛋白质、脂类、糖类、无机盐、维生素和水等六类,统称为六大营养素。

糖类是一类重要的有机化合物,常见的有葡萄糖、蔗糖、淀粉和纤维素等。它们都是由 C、H、O 三种元素组成,其组成大多可以用 $C_n(H_2O)_m$ 来表示,因此以前把它们叫做碳水化合物。

从化学结构上看,糖类是多羟基醛或多羟基酮及它们的脱水缩合物。根据其能否水解以及水解的产物,糖类可以分为单糖、低聚糖和多糖。凡是不能水解的糖称为单糖,如葡萄糖、果糖等。1mol糖水解后能产生 2~10mol 单糖的称为低聚糖。其中以二糖最为重要,常见的二糖有麦芽糖、蔗糖和乳糖等。1mol 糖水解后能产生很多摩尔单糖的称为多糖,如淀粉、纤维素等。多糖属于天然高分子化合物。

考点提示:糖类的组成和分类

第1节 单 糖

单糖是最简单的糖。从结构上看,单糖都是多羟基醛(称为醛糖)或多羟基酮(称为酮糖)。根据分子中碳原子数目,单糖可分为丙糖(三碳糖)、丁糖(四碳糖)、戊糖(五碳糖)和己糖(六碳糖)等。自然界中以戊糖和己糖最为普遍。单糖中最重要的是葡萄糖、果糖、核糖和脱氧核糖。

一、葡 萄 糖

糖的家族中名气最大的是葡萄糖,它广泛地存在于成熟的水果、植物的根、茎、叶和果实中,动物、人的血液、淋巴液中也能找到它的踪迹。由于最初它是从葡萄中提取出来的,所以1838 年法国化学家杜马(Dumas)将之命名为葡萄糖。

葡萄糖是一种重要的单糖,其化学式为$C_6H_{12}O_6$,是无色或白色结晶粉末,有甜味,但甜度仅为蔗糖的60%,熔点为 146℃,易溶于水,稍溶于乙醇,不溶于乙醚。

【实验9-1-1】 在一支洁净的试管里配制 2ml 银氨溶液(即托伦试剂),加入 1ml 10% 的葡萄糖溶液,振荡,然后在水浴里加热 3~5min,观察并记录现象。

【实验9-1-2】在试管里加入 2ml 10% NaOH 溶液,滴加 5% $CuSO_4$溶液 5 滴,再加入 2ml 10% 的葡萄糖溶液,加热,观察记录现象。

实验内容	实验现象	实验结论

思考:1. 葡萄糖是否具有还原性?

2. 对比乙醛相应的实验,你能够得出关于葡萄糖的什么结论?

实验证明,葡萄糖跟醛类一样具有还原性,能与托伦试剂、班氏试剂作用。由此,我们可以判断出葡萄糖分子中具有醛基的结构,属于醛糖。通过其他的实验结果还可以推断出葡萄糖分子具有5 个羟基,所以它是一种多羟基醛,属己醛糖,其结构式为:

$$
\begin{array}{c}
CHO \\
H-C-OH \\
HO-C-H \\
H-C-OH \\
H-C-OH \\
CH_2OH
\end{array}
$$

凡能被托伦试剂或班氏试剂所氧化的糖称为还原性糖,不能被托伦试剂或班氏试剂氧化的糖称为非还原性糖。

考点提示:葡萄糖的还原性

人和动物的血液中都含有葡萄糖,血液中的葡萄糖称为血糖,正常人血糖浓度为 3.9~6.1mmol/L。葡萄糖是一种重要的营养物质,它是人类生命活动所需能量的重要来源之一,它在人体组织中进行氧化反应放出热量,以维持人体生命活动所需要的能量。

$$C_6H_{12}O_6(s)+6O_2(g)\xrightarrow{\triangle}6CO_2(g)+6H_2O(l)$$

1mol 葡萄糖完全氧化,放出约 2804kJ 热量。

葡萄糖用于制镜工业、糖果制造业,还可用于医药工业。葡萄糖可直接被人体吸收,因此,身体虚弱和血糖过低的患者可利用静脉注射葡萄糖溶液的方式来迅速补充营养。葡萄糖注射液有解毒、利尿的作用,临床上用于治疗水肿、血糖过低、心肌炎等。在人体失血、失水时常用葡萄糖补充体液,增加体内能量。

考点提示:葡萄糖的用途

❋❋ 知识迁移 ❋❋

有位同学平时老是头晕,到医院检查,医生说是低血糖。试回答下列问题:

(1) 对低血糖患者,在日常饮食中,注意什么问题?

(2) 某人患了糖尿病,您对他的饮食有什么好的建议?

二、果 糖

果糖($C_6H_{12}O_6$)也是自然界中分布较广的一种单糖,它是葡萄糖的同分异构体。果糖存在于水果中,也存在于蜂蜜中。果糖是最甜的糖,熔点为 103 ~ 105℃,不易结晶。通常是黏稠的液体,易溶于水。纯净的果糖是白色晶体。

果糖分子的结构式为:

$$
\begin{array}{c}
CH_2OH\\
|\\
C=O\\
|\\
HO-C-H\\
|\\
H-C-OH\\
|\\
H-C-OH\\
|\\
CH_2OH
\end{array}
$$

从结构上看,果糖是多羟基酮,属己酮糖。果糖的酮基因受相邻碳原子上羟基的影响而变得活泼,其性质与葡萄糖相似,具有还原性,是还原性糖。果糖也能与托伦试剂、班氏试剂作用。

考点提示:果糖的结构和性质

三、核糖和脱氧核糖

核糖($C_5H_{10}O_5$)和脱氧核糖($C_5H_{10}O_4$)都是核酸的重要组成部分,是人类生命活动不可缺少的物质。它们的结构式如下:

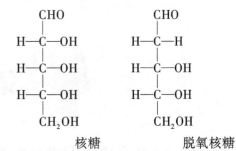

核糖　　　　　脱氧核糖

核糖和脱氧核糖都是戊醛糖,易被弱氧化剂氧化,属还原性糖,也能发生酯化反应和成苷反应。

链接

糖尿病的检测

患糖尿病的人,尿液中含有葡萄糖,含糖量多,就表明病情较重。对于糖尿病的诊断,主要是测定尿液中葡萄糖的含量。由于葡萄糖分子含醛基具有还原性,容易跟班氏试剂发生反应,生成氧化亚铜沉淀。根据沉淀的颜色来判断含糖量。班氏试剂就是氢氧化铜的碱溶液,是蓝色的。把它跟尿液混合后,稍微加热,如果仍保持蓝色,说明尿液中不含葡萄糖,是阴性。如果呈绿色、黄绿色、土黄色、砖红色,说明尿液中含有不同数量的葡萄糖,属阳性,患有不同程度的糖尿病。

目标检测

一、填空题

1. 葡萄糖能发生银镜反应,也能跟新制的氢氧化铜反应生成砖红色沉淀,这说明葡萄糖具有_____性,分子里含有_____官能团。

2. 从结构上看,葡萄糖是多羟基_____,属_____糖。

3. 酒精、乙酸、葡萄糖三种溶液,只用一种试剂就能区别开来,该试剂是_____。

4. 正常人体血糖的含量为_____。

二、选择题

1. 关于葡萄糖的下列说法中,错误的是(　　)

　　A. 葡萄糖的分子式是 $C_6H_{12}O_6$

　　B. 葡萄糖是一种多羟基醛,因而具有醛和多元醇的性质

　　C. 葡萄糖能水解

　　D. 葡萄糖可被还原为 1-己醇

2. 下列对糖类的叙述正确的是(　　)

　　A. 都可以水解

　　B. 都符合 $C_n(H_2O)_m$ 的通式

　　C. 都含有 C、H、O 三种元素

　　D. 都有甜味

3. 葡萄糖是单糖的主要原因是(　　)

　　A. 在糖类物质中含碳原子数最少

　　B. 不能水解成更简单的糖

　　C. 分子中有一个醛基

　　D. 分子结构最简单

4. 把氢氧化钠溶液和硫酸铜溶液加入患者的尿液中,微热时如果观察到红色沉淀,说明该尿液中含有(　　)

A. 食醋　　　B. 白酒
C. 食盐　　　D. 葡萄糖

第2节 双 糖

双糖是低聚糖中最重要的一种。双糖水解时能生成两分子的单糖。常见的双糖有蔗糖和麦芽糖,化学式都是 $C_{12}H_{22}O_{11}$,两者互为同分异构体。

一、蔗 糖

蔗糖的化学式是 $C_{12}H_{22}O_{11}$,它是无色晶体,溶于水,较难溶于乙醇,其甜味仅次于果糖,平时食用的白糖、红糖都是蔗糖,是重要的甜味食物。蔗糖存在于许多植物体内,以甘蔗(含糖 11%～17%)和甜菜(含糖 14%～26%)的含量较多。

从结构上看,蔗糖是由 1 分子葡萄糖与 1 分子果糖脱水形成的,无还原性,是非还原性糖,其结构式为:

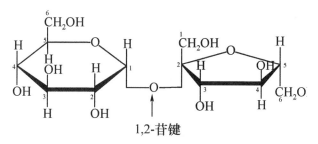

1,2-苷键

考点提示:蔗糖的结构和性质

在硫酸的催化下,蔗糖水解生成一分子葡萄糖和一分子果糖:

$$C_{12}H_{22}O_{11}+H_2O \xrightarrow[\triangle]{催化剂} C_6H_{12}O_6 + C_6H_{12}O_6$$

葡萄糖　　　　果糖

实验探究

【实验9-2-1】　在两支试管中各加入 20% 的蔗糖溶液 1ml,并在一支试管中加入 3 滴稀硫酸(1:5)。把两支试管都放在水浴中加热 5min。然后向已经加入稀硫酸的试管中滴加氢氧化钠溶液,至溶液呈碱性。最后再向两支试管各加入 2ml 新制银氨溶液,在水浴中加热 3～5min,观察现象。

【实验9-2-2】　用新制的氢氧化铜代替银氨溶液,重复上述实验,观察现象。

实验内容	实验现象	实验结论

思考:1. 蔗糖分子中是否有醛基?
　　　2. 蔗糖溶液加酸并加热后,反应产物中是否有醛基?
　　　3. 蔗糖是还原性糖吗?

二、麦 芽 糖

麦芽糖的化学式也是 $C_{12}H_{22}O_{11}$。麦芽糖是白色晶体,易溶于水,有甜味。甜度约为蔗糖的 1/3,主要存在于发芽的谷粒和麦芽中。

从结构上看麦芽糖是由两分子葡萄糖脱水而形成的,有还原性,是还原性糖,其结构式是:

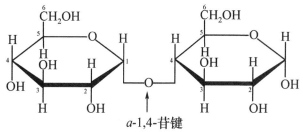

a-1,4-苷键

麦芽糖可用作甜味食物。饴糖是麦芽糖的粗制品。

在稀酸或酶的作用下,麦芽糖能够水解生成两分子 α-D-葡萄糖:

$$C_{12}H_{22}O_{11}+H_2O \xrightarrow[\triangle]{催化剂} 2C_6H_{12}O_6$$

葡萄糖

考点提示:麦芽糖的结构和性质

目标检测

一、填空题

1. 在葡萄糖、蔗糖和麦芽糖中,不能发生银镜反应的是_____,在硫酸作用下,能发生水解反应的是_____和_____。

2. 使蔗糖水解并检验水解产物具有还原性,有下列操作步骤:(1)加热;(2)加入 NaOH 溶液;(3)加入稀硫酸;(4)加入新制的 $Cu(OH)_2$ 悬浊液,其正确的操作顺序是:_____。

二、选择题

1. 下列关于葡萄糖与蔗糖相比较的说法中,错误的是(　　)
   A. 分子式不同,蔗糖的分子式是 $C_{12}H_{22}O_{11}$
   B. 分子结构不同,蔗糖分子不含苷羟基
   C. 它们不是同分异构体,但属于同系物
   D. 蔗糖能水解,葡萄糖不能水解

2. 只用一种试剂就可以鉴别乙酸、葡萄糖、蔗糖,这种试剂是(　　)
   A. NaOH 溶液　　　B. 新制的 $Cu(OH)_2$ 悬浊液
   C. 石蕊试液　　　D. Na_2CO_3 溶液

3. 下列物质中,在一定条件下既能发生水解反应,又能发生银镜反应的是(　　)
   A. 蔗糖　B. 葡萄糖　C. 乙酸乙酯　D. 麦芽糖

第3节 多　糖

多糖是由许多单糖分子脱水缩合而成的化合物，可用通式$(C_6H_{10}O_5)_n$表示。多糖一般为无定形粉末，没有甜味，大多不溶于水，有的即便溶于水，也只能形成胶体溶液。相对分子质量很大，属于天然高分子化合物。多糖在酸或酶的催化下，能够水解，水解的最终产物是葡萄糖。

考点提示：多糖的通式

一、淀　粉

淀粉是绿色植物光合作用的产物，主要存在于植物的种子或块根里，其中谷类含淀粉较多。例如，大米约含淀粉80%，小麦约含70%，马铃薯约含20%等，它是植物储存营养物质的一种形式。

淀粉是天然有机高分子化合物，它的分子中约含有几百个到几千个葡萄糖单元，它的分子量从几万到几十万。淀粉是一类分子量很大的化合物。这类分子量很大的化合物通常叫做高分子化合物。

淀粉是一种白色、无气味、无味道的粉末状物质。天然淀粉由直链淀粉和支链淀粉组成。如玉米淀粉中，直链淀粉占27%，其余为支链淀粉；糯米几乎全部是支链淀粉，直链淀粉比支链淀粉容易消化。

直链淀粉又称可溶性淀粉，溶于热水呈胶体溶液，是一种没有分支的长链多糖，其分子由3800个以上的α-葡萄糖单元组成，如图9-3-1。

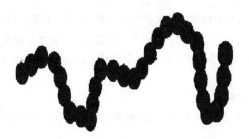

图9-3-1　直链淀粉结构示意图

支链淀粉是一种分支很多，分子相对质量比直链淀粉更大的糖，它一般含有145万个葡萄糖单元，如图9-3-2。

考点提示：淀粉的结构

直链淀粉遇碘呈深蓝色，支链淀粉遇碘呈蓝紫色。

通常淀粉不显还原性，但它在催化剂（如酸）存在和加热条件下可逐步水解，生成一系列比淀粉分子小的化合物，最后生成还原性单糖——葡萄糖。

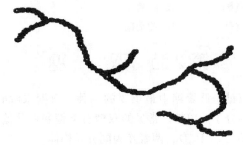

图9-3-2　支链淀粉结构示意图

$$(C_6H_{10}O_5)_n + nH_2O \xrightarrow[\triangle]{催化剂} nC_6H_{12}O_6$$

淀粉　　　　　　　　　　葡萄糖

考点提示：淀粉的性质

淀粉是没有甜味的，但为什么吃米饭或馒头时，多加咀嚼就会感到有甜味？原来淀粉在人体内也进行水解。人们在咀嚼米饭或馒头时，淀粉受唾液所含淀粉酶的催化作用，开始水解，生成一部分葡萄糖。淀粉在小肠里，在胰脏分泌出的淀粉酶的作用下，继续进行水解。生成的葡萄糖经过肠壁的吸收，进入血液，供人体组织的营养需要。

二、糖　原

糖原是任何动物体内储存葡萄糖的一种形式，是葡萄糖在体内缩合而成的一种多糖，所以又称为动物淀粉。人和动物将食物消化所得的多余的葡萄糖以糖原的形式主要存在于肝脏和肌肉中，分别称为肝糖原和肌糖原。糖原水解的最终产物也是葡萄糖，结构与支链淀粉相似，但支链更多，更复杂。

考点提示：糖原的结构

糖原是无色粉末，溶于热水，溶解后成胶体溶液。糖原溶液遇碘显棕红色。利用此反应，可用来鉴别糖原。

考点提示：糖原的性质

糖原在人体代谢中对维持血液中的血糖浓度起着重要的作用。当血糖浓度增高时，在胰岛素的作用下，肝脏就把多余的葡萄糖变成糖原储存起来；当血液中的葡萄糖浓度降低时，在高血糖素的作用下，肝糖原就分解为葡萄糖而进入血液，以保持血糖浓度正常。

考点提示：糖原的生理意义

三、纤　维　素

纤维素是构成植物细胞壁的基础物质，因此，一切植物中均含有纤维素，各种植物含纤维素多少不一,棉花是自然界中较纯粹的纤维素,其质量分数可达 92%~95%;亚麻中含纤维素达 80%,木材约有一半是纤维素。

纤维素是一种复杂的多糖,它的分子中大约含有几千个单糖单元,相对分子质量约为几十万至百万,因此它也是天然有机高分子化合物。

纤维素是白色、无气味、无味道具有纤维状结构的物质,不溶于水,也不溶于一般有机溶剂。

纤维素也不显还原性,能水解,但比淀粉困难,一般需要在浓酸中或用稀酸在加压下才能进行。纤维素水解的最终产物是葡萄糖。

$$(C_6H_{10}O_5)_n+nH_2O \xrightarrow[\triangle]{\text{催化剂}} nC_6H_{12}O_6$$

纤维素　　　　　　　　葡萄糖

考点提示:纤维素的结构和性质

纤维素的用途十分广泛。棉麻纤维大量用于纺织工业。其他一些富含纤维素的物质,如木材、稻草、麦秸等,可用以造纸。

牛、马、羊等食草动物的胃能分泌纤维素水解酶,能将纤维素水解成葡萄糖,所以纤维素可作为这些食草动物的饲料。人体的胃肠不能分泌纤维素水解酶,因此纤维素不能直接作为人的营养物质。但食物中的纤维素能促进肠蠕动,具有通便作用,所以纤维素在人类的食物中也是不可缺少的。为此,多吃蔬菜、水果以保持足量的纤维素,对保持健康有着重要意义。

考点提示:纤维素的用途

小 结

分类	知识点	知识内容
单糖	1. 单糖的结构及代表物	多羟基醛、多羟基酮 葡萄糖、果糖、核糖和脱氧核糖
	2. 主要性质	(1) 银镜反应 (2) 与班氏试剂反应
	3. 葡萄糖的鉴别	班氏试剂
双糖	1. 双糖的通式及代表物	$C_{12}H_{22}O_{11}$ 蔗糖和麦芽糖
	2. 主要性质	水解反应 蔗糖无还原性,麦芽糖有还原性
多糖	1. 多糖的通式及代表物	$(C_6H_{10}O_5)_n$ 淀粉、糖原、纤维素
	2. 主要性质	水解反应
	3. 淀粉的鉴别	碘

目标检测

一、填空题

1. 构成淀粉的结构单元是_____,淀粉可用通式_____表示。

2. 天然淀粉由_____和_____组成,淀粉遇碘显____色。

3. 糖原主要存在于肝脏和肌肉中,分别称为_____和_____。

二、选择题

1. 下列关于淀粉和纤维素的叙述中,不正确的是(　　)
   A. 它们的通式都是$(C_6H_{10}O_5)_n$,是同分异构体
   B. 它们都是混合物
   C. 它们都可以发生水解,其最终产物都是葡萄糖
   D. 它们都是天然高分子化合物

2. 下列物质中,属天然高分子化合物的是(　　)
   A. 硝化纤维　　　　　B. 硬脂酸
   C. 淀粉　　　　　　　D. 聚乙烯

3. 下列物质中相对分子质量最大的是(　　)
   A. 麦芽糖　　　　　　B. 蔗糖
   C. 纤维素　　　　　　D. 淀粉

4. 生物学家预言,21 世纪是木材化工产品的世纪,利用木材得到纤维素,用纤维素不能得到的物质是(　　)
   A. 蛋白质　　　　　　B. 玻璃纸
   C. 苯酚　　　　　　　D. 葡萄糖

5. 下列各糖能发生水解,且属于还原性糖的是(　　)
   A. 葡萄糖　　　　　　B. 蔗糖
   C. 麦芽糖　　　　　　D. 纤维素

6. 能与碘作用显蓝色的物质是(　　)
   A. 淀粉　　　　　　　B. 葡萄糖
   C. 蔗糖　　　　　　　D. 纤维素

7. 下列哪种化合物不属于高分子化合物(　　)
   A. 淀粉　　　　　　　B. 纤维素
   C. 氯乙烯　　　　　　D. 蛋白质

8. 纤维素被称为第七营养素。食物中的纤维素虽然不能为人体提供能量,但能促进肠道蠕动,吸附排出有害物质。从纤维素的化学成分看,它是一种(　　)
   A. 二糖　　　　　　　B. 多糖
   C. 氨基酸　　　　　　D. 脂肪

第10章 脂类 蛋白质

人们日常生活离不开七件物品"柴、米、油、盐、酱、醋、茶",其中油脂是人类重要的营养物质之一,也能给人体提供一部分能量。

第1节 油脂和类脂

油脂是油和脂肪的总称,广泛存在于动植物体中。在室温下植物油通常呈液态,叫做油,如花生油、芝麻油、豆油等植物油脂;动物油通常呈固态,叫做脂肪,如牛脂、羊脂等动物油脂。油脂是人类的主要食物之一,也是一种重要的工业原料。它们在化学成分上都是高级脂肪酸跟甘油所生成的酯,所以油脂属于酯类。

一、油脂的组成和结构

知识迁移

1. 什么是酯化反应?
2. 写出甘油的结构式。

自然界中的油脂是多种物质的混合物,其主要成分是一分子的甘油与三分子的高级脂肪酸脱水形成的酯,称为甘油三酯。油脂的结构表示如下:

$$
\begin{array}{c}
H_2C-O\mid\!\!\!\begin{array}{c}O\\ \parallel\\ C\end{array}\!\!\!-R_1 \\
\mid \\
HC-O\mid\!\!\!\begin{array}{c}O\\ \parallel\\ C\end{array}\!\!\!-R_2 \\
\mid \\
H_2C-O\mid\!\!\!\begin{array}{c}O\\ \parallel\\ C\end{array}\!\!\!-R_3
\end{array}
$$

甘油部分　　脂肪酸部分

结构式里 R_1、R_2、R_3 代表脂肪酸的烃基。它们可以相同,也可以不同。如果 R_1、R_2、R_3 相同,这样的油脂称为单甘油酯;如果 R_1、R_2、R_3 不相同,就称为混甘油酯。天然油脂大都是混甘油酯。

考点提示:油脂的结构

组成油脂的脂肪酸的种类较多,大多数是含偶数碳原子的直链高级脂肪酸,其中以含十六和十八个碳原子的高级脂肪酸最为常见,有饱和的也有不饱和的。油脂中含有的常见高级脂肪酸有:

饱和脂肪酸:软脂酸(十六酸)$C_{15}H_{31}COOH$
　　　　　　硬脂酸(十八酸)$C_{17}H_{35}COOH$
不饱和脂肪酸:油酸(9-十八碳单烯酸)$C_{17}H_{33}COOH$
亚油酸(9,12-十八碳二烯酸)$C_{17}H_{31}COOH$
亚麻酸(9,12,15-十八碳三烯酸)$C_{17}H_{29}COOH$
花生四烯酸(5,8,11,14-二十碳四烯酸)$C_{19}H_{31}COOH$

形成油脂的脂肪酸的饱和程度,对油脂的熔点有着重要影响。由饱和的硬脂酸或软脂酸生成的甘油酯熔点较高,呈固态,而由不饱和的油酸生成的甘油酯熔点较低,呈液态。由于各类油脂中所含的饱和烃基和不饱和烃基的相对量不同,因此,具有不同的熔点。

多数脂肪酸在人体内都能合成,只有亚麻酸、亚油酸、花生四烯酸等在体内不能合成,但是又是营养上不可缺少的,必须由食物供给,称为必需脂肪酸。

考点提示:必需脂肪酸的概念

从海洋鱼类及甲壳类动物体内所含的油脂中,分离出二十碳五烯酸(EPA)和二十二碳六烯酸(DHA),具有降低血脂,抗动脉粥样硬化,抗血栓等作用,可防治心脑血管疾病,也是大脑所需要的营养物质,被誉为"脑黄金"。

链接

二十二碳六烯酸(DHA)

DHA 除了能阻止胆固醇在血管壁上的沉积、预防或减轻动脉粥样硬化和冠心病的发生外,更重要的是 DHA 对大脑细胞有着极其重要的作用。它占了人脑脂肪的10%,对脑神经传导和突触的生长发育极为有利。DHA 主要存在于海洋鱼体内,普通消费者直接从海洋鱼类身上获取 DHA 是很困难的,人类体内也无法自行合成,因此建议可以吃些核桃油,它里面含有大量的不饱和脂肪酸,在人体内可以衍生为 DHA。

二、油脂的性质

油脂的密度比水小,为 $0.9\sim0.95g/cm^3$。它的黏度比较大,触摸时有明显的油腻感。油脂不溶于水,易溶于有机溶剂,工业上根据这一性质,常用有机溶剂来提取植物种子里的油。油脂本身也是一种较好的溶剂。

油脂和酯一样,在酸、碱或酶的作用下可以发生

水解反应,生成甘油和相应的高级脂肪酸。例如,硬脂酸甘油酯在有酸存在的条件下进行水解反应,其化学方程式可以表示如下:

$$
\begin{array}{c}
H_2C-O-\overset{\displaystyle O}{\overset{\|}{C}}-C_{17}H_{35} \\
HC-O-\overset{\displaystyle O}{\overset{\|}{C}}-C_{17}H_{35} + 3H_2O \xrightarrow[250℃]{浓H_2SO_4} \\
H_2C-O-\overset{\displaystyle O}{\overset{\|}{C}}-C_{17}H_{35}
\end{array}
$$

$$
3C_{17}H_{35}COOH + \begin{array}{c} H_2C-OH \\ HC-OH \\ H_2C-OH \end{array}
$$

考点提示:油脂的水解反应

如果油脂在碱存在的条件下水解,那么水解生成的高级脂肪酸与碱反应,生成高级脂肪酸盐。这样的水解反应叫做皂化反应。例如,硬脂酸甘油酯发生皂化反应,生成硬脂酸钠和甘油。

$$
\begin{array}{c}
H_2C-O-\overset{\displaystyle O}{\overset{\|}{C}}-C_{17}H_{35} \\
HC-O-\overset{\displaystyle O}{\overset{\|}{C}}-C_{17}H_{35} + 3NaOH \xrightarrow{\triangle} \\
H_2C-O-\overset{\displaystyle O}{\overset{\|}{C}}-C_{17}H_{35}
\end{array}
$$

$$
\begin{array}{c} H_2C-OH \\ HC-OH \quad + 3C_{17}H_{35}COONa \\ H_2C-OH \end{array}
$$

甘油　　　　肥皂

硬脂酸钠是肥皂的有效成分,工业上利用这个原理来制肥皂。高级脂肪酸盐通常为肥皂,所以油脂在碱性条件下的水解反应又称为皂化反应。由高级脂肪酸钠盐组成的肥皂,称为钠肥皂,又叫硬肥皂,就是生活中常用的普通肥皂。由高级脂肪酸钾盐组成的肥皂,称为钾肥皂,又叫软肥皂,由于软肥皂对人体皮肤、黏膜刺激性小,医药上常用作灌肠剂或乳化剂。

考点提示:皂化反应

链接

肥皂和洗涤剂

1. 肥皂的去垢原理　肥皂能够去垢主要是高级脂肪酸的钠盐的作用。从结构上看,高级脂肪酸钠的分子可以分为两部分,一部分是极性的—COONa 或—COO⁻,这一部分可溶于水,叫亲水基。另一部分是非极性的链状的烃基—R,这一部分在结构上跟水的差别很大,不能溶于水,叫做憎水基。憎水基具有亲油的性质。在洗涤过程中,污垢中的油脂跟肥皂接触后,

高级脂肪酸钠分子的烃基就插入油滴内,而易溶于水的羧基部分伸在油滴外面,插入水中。这样油滴就被肥皂分子包围起来。再经摩擦、振动,大的油滴分散成小的油珠,最后脱离被洗的纤维织品而分散到水中形成乳浊液,从而达到了洗涤的目的。

2. 合成洗涤剂　根据对肥皂去垢原理的研究,人们研究出了各种各样的既具有亲水基又具有憎水基的合成洗涤剂。生活中,新型合成洗涤剂已经成为人们青睐的对象。这样不仅节约了大量的动植物油脂,而且研究出的合成洗涤剂具有更强的去污能力。

然而,合成洗涤剂的大量使用引起了一些环境问题,有些合成洗涤剂很稳定,由于不能被微生物分解而在污水中积累,因而可能污染水源。目前,合成洗涤剂已向研制无磷等新型洗涤剂方向发展,以减轻对环境的污染。

三、类　脂

类脂是存在于生物体内,性质类似于油脂的一类化合物。

考点提示:类脂的概念

例如,磷脂,磷脂是一类含磷的脂类。它存在于细胞膜中,是生物体的基本结构要素,并广泛存在于动物的脑、肝、蛋黄及植物的种子和微生物中。重要的磷脂有磷脂酰胆碱(卵磷脂)和磷脂酰胆胺(脑磷脂)。卵磷脂的结构式如下:

$$
\begin{array}{c}
R-\overset{\displaystyle O}{\overset{\|}{C}}-O-CH_2 \\
R-\overset{\displaystyle O}{\overset{\|}{C}}-O-CH \qquad\qquad \overset{\displaystyle O}{\overset{\|}{}} \\
H_2C-O-\overset{\uparrow}{\underset{O^-}{P}}-O-CH_2-CH_2-N^+(CH_3)_3
\end{array}
$$

甘油酯部分　　磷酸部分　　胆碱部分

小　结

1. 油脂是油和脂肪的总称,其主要成分是一分子甘油与三分子高级脂肪酸脱水形成的酯,称为甘油三酯。

2. 必需脂肪酸　亚油酸、亚麻酸和花生四烯酸等。

3. 油脂的水解　高级脂肪酸甘油三酯+水——高级脂肪酸+甘油

目标检测

一、填空题

1. 油脂是_____和_____的总称。从化学结构来看，油脂是由 1 分子的_____和 3 分子的_____形成的酯。一般地，在室温下为_____态的称为油，在室温下为_____态的称为_____。

2. 皂化反应是指_____。

3. 类脂是存在于生物体内性质类似于_____的一类化合物。

二、选择题

1. 下列关于油脂的叙述不正确的是(　　)
   A. 油脂属于酯类
   B. 油脂没有固定的熔沸点
   C. 油脂是高级脂肪酸的甘油酯
   D. 油脂都不能使溴水褪色

2. 下列叙述中错误的是(　　)
   A. 油脂不属于酯类
   B. 油脂兼有酯和烯烃的一些化学性质
   C. 油脂的氢化又叫做油脂的硬化
   D. 油脂属于混合物

3. 油脂的硬化属于(　　)
   A. 酯化反应　　　　B. 加成反应
   C. 水解反应　　　　D. 聚合反应

4. 下列物质中，能使溴水褪色且有沉淀生成的是(　　)
   A. 乙烯　　　　　　B. 油酸
   C. 苯酚　　　　　　D. 戊炔

5. 下列物质中属于油脂的是(　　)
   A. 甘油　　　　　　B. 植物油
   C. 石油　　　　　　D. 油酸

三、将下列物质与对应的化学式用线连接起来

乙酸乙酯　　　　CH_3COOH

醋酸　　　　　　$CH_3COOCH_2CH_3$

甲烷　　　　　　CH_4

十六酸　　　　　$C_{15}H_{31}COOH$

硬脂酸甘油酯　　$C_{17}H_{35}COOCH_2$
$\qquad\qquad\qquad|$
$\qquad\quad\;\;C_{17}H_{35}COOCH$
$\qquad\qquad\qquad|$
$\qquad\quad\;\;C_{17}C_{35}COOCH_2$

第2节　蛋　白　质

蛋白质是生物体内一类极为重要的功能高分子化合物，是生命存在的一种形式。动物的肌肉、皮肤、发、毛、蹄、角等主要成分都是蛋白质。蛋白质是构成人体的物质基础，它约占人体除水外剩余质量的一半。许多植物的种子里也含有丰富的蛋白质。一切重要的生命现象和生理功能，都与蛋白质密切相关。例如，在生物新陈代谢中起催化作用的酶，有些起调节作用的激素，运输氧气的血红蛋白，以及引起疾病的细菌、病毒，抵抗疾病的抗体等，都含有蛋白质。所以，蛋白质是生命的基础，没有蛋白质就没有生命。

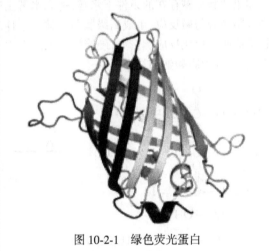
组成蛋白质的基本单位是氨基酸，要认识蛋白质，首先要了解氨基酸。

一、氨基酸的结构、分类和命名

羧酸分子中烃基上的氢原子被氨基取代而生成的化合物，称为氨基酸。氨基酸属于取代羧酸，分子中同时含有氨基($-NH_2$)和羧基($-COOH$)两种官能团。为便于学习氨基酸的性质，通常将氨基酸进行分类。

(1) 根据氨基酸分子中氨基和羧基的相对位置不同，可将氨基酸分为 α-、β-、γ- 等氨基酸。其中，α-氨基酸最为重要，组成人体蛋白质的氨基酸都是这种类型的。α-氨基酸的结构通式为：

$$\overset{\alpha}{R-CH-COOH} \atop |\atop NH_2$$

由于侧链 R 的不同，可形成多种 α-氨基酸。

（2）根据分子中烃基的结构不同，可将氨基酸分为脂肪族氨基酸、芳香族氨基酸和杂环氨基酸。例如，苯丙氨酸即属于芳香族氨基酸。

（3）根据分子中氨基和羧基的相对数目不同，可将氨基酸分为中性氨基酸（一氨基一羧基）、酸性氨基酸（一氨基二羧基）和碱性氨基酸（二氨基一羧基）。

表10-2-1列出一些重要的氨基酸：

在生物体内合成蛋白质的氨基酸有20余种，

其中，缬氨酸、亮氨酸、异亮氨酸、苏氨酸、蛋氨酸、赖氨酸、苯丙氨酸、色氨酸这8种氨基酸称为必需氨基酸。必需氨基酸在人体内不能合成或合成不足，必须依靠食物来供给。因此，人们在日常生活中应合理膳食，保证必需氨基酸的摄取，以维持身体健康。

考点提示：氨基酸的结构、分类、命名和必需氨基酸

表10-2-1　几种常见氨基酸的名称和结构式

	名　　称	字母代号	等电点	结构式
脂肪族氨基酸	甘氨酸 （α-氨基乙酸）	G	5.97	CH_2-COOH ; NH_2
	丙氨酸 （α-氨基丙酸）	A	6.00	$CH_3-CH-COOH$; NH_2
	缬氨酸* （β-甲基 α-氨基丁酸）	V	5.96	$CH_3-CH-CH-COOH$; CH_3 NH_2
	亮氨酸* （γ-甲基-α-氨基戊酸）	L	6.02	$CH_3-CH-CH_2-CH-COOH$; CH_3 NH_2
	异亮氨酸* （β-甲基-α-氨基戊酸）	I	5.98	$CH_3-CH_2-CH-CH-COOH$; CH_3 NH_2
	丝氨酸 （β-羟基-α-氨基丙酸）	S	5.68	$OH-CH_2-CH-COOH$; NH_2
	苏氨酸* （β-羟基-α-氨基丁酸）	T	6.53	$CH_3-CH-CH-COOH$; OH NH_2
	蛋氨酸* （γ-甲硫基-α-氨基戊酸）	M	5.74	$CH_3-S-(CH_2)_2-CH-COOH$; NH_2
	半胱氨酸 （β-巯基-α-氨基丙酸）	C	5.07	$CH_2-CH-COOH$; SH NH_2
	天冬氨酸 （α-氨基丁二酸）	D	2.77	$HOOC-CH_2-CH-COOH$; NH_2
	谷氨酸 （α-氨基戊二酸）	E	3.22	$HOOC-CH_2-CH_2-CH-COOH$; NH_2
	赖氨酸* （α,ε-二氨基己酸）	K	9.74	$CH_2-(CH_2)_3-CH-COOH$; NH_2 NH_2
	精氨酸 （δ-胍基-α-氨基戊酸）	R	10.76	$NH_2-C-NH-(CH_2)_3-CH-COOH$; NH NH_2
芳香族氨基酸	苯丙氨酸* （β-苯基-α-氨基丙酸）	F	5.48	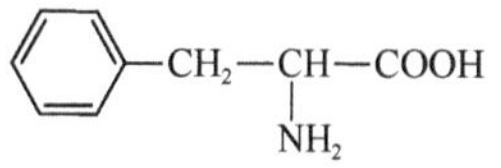 苯环-$CH_2-CH-COOH$; NH_2
	酪氨酸 （β-对羟苯基-α-氨基丙酸）	Y	5.66	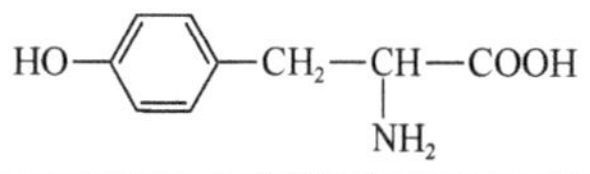 HO-苯环-$CH_2-CH-COOH$; NH_2

续表

名　称	字母代号	等电点	结构式
脯氨酸 (α-四氢吡咯甲酸)	P	6.30	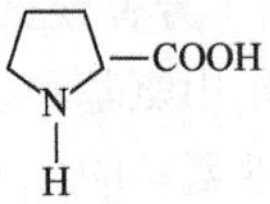
色氨酸* [β-(3-吲哚基)-α-氨基丙酸]	W	5.89	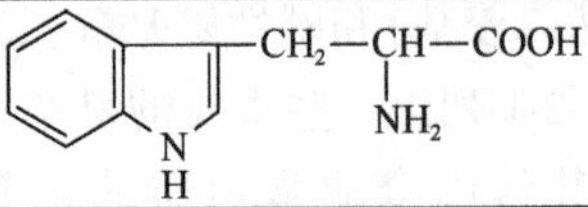
组氨酸 [β-(5-咪唑基)-α-氨基丙酸]	H	7.59	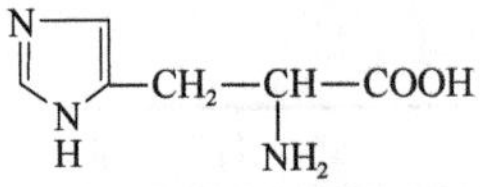

注:表中加 * 的为必需氨基酸。

氨基酸命名时,以羧酸为母体,氨基作为取代基,如:

$$H_3C-\underset{\underset{NH_2}{|}}{CH}-COOH \qquad HOOC-CH_2-\underset{\underset{NH_2}{|}}{CH}-COOH$$

α-氨基丙酸(丙氨酸)　α-氨基丁二酸(天冬氨酸)

氨基酸也经常按照其来源或性质而采用俗名。例如,天冬氨酸最初是从植物天门冬的幼苗中发现而得名;甘氨酸是因具有甜味而得名。

二、氨基酸的性质

天然的氨基酸都是无色固体,能形成一定形状的结晶,熔点较高,常在 200~300℃,加热到熔点时,易分解放出 CO_2。氨基酸都能溶于强酸或强碱溶液中,除少数外,一般均能溶于水,但难溶于酒精及乙醚等有机溶剂。有的氨基酸具有甜味,但也有无味甚至苦味的。例如,谷氨酸的钠盐则具有鲜味,它是调味品"味精"的主要成分。

要,又可避免因膳食构成的营养素比例不当,甚至某种营养素缺乏或过剩所引起的营养失调。因此可使膳食所供给的营养素与身体所需的营养保持平衡,从而对促进身体健康发挥最好的作用。

(一) 氨基酸的两性电离和等电点

氨基酸分子中含有碱性的氨基和酸性的羧基,是两性化合物,具有两性电离的性质,它们既能跟酸反应,又能跟碱反应生成盐。例如:

$$\underset{\underset{NH_2}{|}}{\overset{H_2C-COOH}{}} \quad +HCl \longrightarrow \quad \underset{\underset{NH_3^+Cl^-}{|}}{\overset{H_2C-COOH}{}}$$

氨基乙酸　　　　　　　　氨基乙酸盐酸盐

$$\underset{\underset{NH_2}{|}}{\overset{H_2C-COOH}{}} \quad +NaOH \longrightarrow \quad \underset{\underset{NH_2}{|}}{\overset{H_2C-COONa}{}}$$

氨基乙酸　　　　　　　　氨基乙酸钠

氨基酸分子内的氨基与羧基之间也可相互作用,氨基能接受由羧基上电离出的氢离子,而成为两性离子(内盐)。

$$R-\underset{\underset{NH_2}{|}}{CH}-COOH \quad \rightleftharpoons \quad R-\underset{\underset{NH_3^+}{|}}{CH}-COO^-$$

两性离子(分子内盐)

这种内盐形态的离子同时带有正电荷与负电荷,称为两性离子。

氨基酸在水溶液中的带电情况,不仅取决于本身的结构,还取决于溶液的 pH,调节溶液的 pH,可使氨基酸带有不同的电荷。在某一特定 pH 时,氨基酸主要以两性离子的形式存在,其所带正负电荷相等即处于等点状态,这时溶液的 pH 称为氨基酸的等电点。用 pI 表示。

氨基酸在酸碱性溶液中的变化,可表示如下:

$$R\!-\!CH\!-\!COOH$$
$$|$$
$$NH_2$$

↕

$$R\!-\!CH\!-\!COO^- \quad \rightleftharpoons \quad R\!-\!CH\!-\!COO^- \quad \rightleftharpoons \quad R\!-\!CH\!-\!COOH$$
$$| \qquad\qquad\qquad | \qquad\qquad\qquad |$$
$$NH_2 \qquad\qquad\qquad NH_3^+ \qquad\qquad\qquad NH_3^+$$

阴离子   两性离子   阳离子

溶液 pH>pI   溶液 pH=pI   溶液 pH<pI

（每个 $\rightleftharpoons$ 上方为 H^+，下方为 OH^-）

考点提示：氨基酸的两性电离和等电点

（二）成肽反应

两个 α-氨基酸分子，在酸或碱的存在下，受热脱水，生成二肽。例如：

$$R\!-\!\overset{NH_2}{\underset{H}{C}}\!-\!\overset{O}{C}\!-\!\boxed{OH+H}\!-\!N\!-\!\overset{R'}{\underset{H}{C}}\!-\!COOH \longrightarrow$$

$$H_2N\!-\!\overset{R}{\underset{H}{C}}\!-\!\overset{O}{C}\!-\!\boxed{NH}\!-\!\overset{R'}{\underset{H}{C}}\!-\!COOH + H_2O$$

肽键

二肽分子中的酰胺键结构，是氨基酸分子间脱水缩合的桥梁，称为肽键。二肽还可以再和另一个氨基酸分子脱水以肽键结合，生成三肽。依此类推可以生成四肽、五肽……不同的氨基酸分子以多个肽键连接起来，形成多肽。例如：

$$\boxed{H_2N}\!-\!\overset{R}{\underset{H}{C}}\!-\!\overset{O}{C}\!\!-\!\!\left[NH\!-\!\overset{R'}{\underset{H}{C}}\!-\!\overset{O}{C}\right]_n\!\!-\!\overset{R''}{\underset{H}{C}}\!-\!\boxed{COOH}$$

N端   C端

多种氨基酸分子按不同的顺序以肽键相互结合，可以形成千百万种具有不同理化性质和生理活性的多肽链。相对分子质量在 10 000 以上的，并具有一定空间结构的多肽，称为蛋白质。

考点提示：氨基酸的成肽反应

（三）茚三酮反应

α-氨基酸与茚三酮水溶液一起加热，能生成蓝紫色的化合物。

$$2\ \boxed{\text{茚三酮结构}}\overset{O}{\underset{O}{\bigcirc}}\!\!\begin{matrix}OH\\OH\end{matrix} + R\!-\!\overset{NH_2}{CHCOOH} \longrightarrow$$

水合茚三酮

$$\boxed{\text{蓝紫色产物结构}}$$

蓝紫色

这个反应非常灵敏，是鉴别 α-氨基酸常用的方法之一。

考点提示：茚三酮反应

三、蛋白质的结构与性质

蛋白质虽然种类繁多，结构复杂，但其组成元素并不多，主要有碳、氢、氧和氮四种。大多数蛋白质含硫元素。有些蛋白质还含有磷、铁、碳、锰、锌及其他元素。人体内所具有的蛋白质种类达到了 10 万种以上。

任何一种蛋白质分子在天然状态下均具有独特而稳定的结构，这是蛋白质分子结构中最显著的特征。各种蛋白质的特殊功能和活性不仅取决于多肽链的氨基酸的种类、数目及排列顺序，还与其特定的空间结构密切相关。蛋白质分子中各种氨基酸的连接方式和排列顺序称为蛋白质的一级结构。蛋白质中各种氨基酸的排列顺序是十分重要的，它对蛋白质的性质起着决定性的作用。例如，牛胰岛素是由 51 个氨基酸、两条多肽链构成的。蛋白质分子以螺旋方式卷曲而成的空间结构，称为蛋白质的二级结构。氢键在维持和固定蛋白质的二级结构中起重要作用。此外，蛋白质分子还可以其他化学键如离子键、二硫键、酯键等，按照一定的方式进一步折叠盘曲，形成更复杂的三级、四级空间结构（图 10-2-2）。

考点提示：蛋白质的结构

形成蛋白质的多肽是多个氨基酸脱水形成的，在多肽链的两端还存在着自由的氨基和羧基，而且链中也有酸性或碱性基团。因此，蛋白质和氨基酸一样也是两性分子，既能和酸反应，又能和碱反应。除此之外，还具有自身的特性。

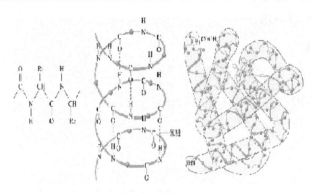

图 10-2-2 蛋白质分子的结构

（一）蛋白质的水解

蛋白质在酸、碱溶液中加热或在酶的催化下,能水解为相对分子质量较小的肽类化合物。最终逐步水解得到各种氨基酸。食物中的蛋白质在人体内各种蛋白酶的作用下水解成各种氨基酸,氨基酸被肠壁吸收进入血液,再在体内重新合成人体所需要的蛋白质。

考点提示:蛋白质的水解反应

（二）蛋白质的盐析

实验探究

【实验10-2-1】 在盛有鸡蛋白溶液的试管里,缓慢地加入饱和硫酸铵溶液,观察到有沉淀析出。然后把少量带有沉淀的液体加入盛有蒸馏水的试管里,观察沉淀是否溶解。

实验内容	实验现象	实验结论

思考:1. 什么是盐析?
2. 盐析是不是一个可逆的过程?

向蛋白质溶液中加入某些无机盐[如$(NH_4)_2SO_4$、Na_2SO_4]溶液,可以使蛋白质分子凝聚而从溶液中析出,这种作用称为盐析。使不同的蛋白质发生盐析所需盐的浓度不同。例如,球蛋白在半饱和$(NH_4)_2SO_4$溶液中就可析出,而白蛋白却要在饱和$(NH_4)_2SO_4$溶液中才能析出。因此,可用逐渐增大盐溶液浓度的方法,使不同的蛋白质从溶液中分段析出,从而得以分离,这种操作方法称为分段盐析。

这样析出的蛋白质仍可溶解在水中,而不影响原来蛋白质的性质。所以盐析是一个可逆的过程。利用这个性质,可以采用多次盐析的方法来分离、提纯蛋白质。

考点提示:蛋白质的盐析

（三）蛋白质的变性

实验探究

【实验10-2-2】 在两支试管里各加入3ml鸡蛋白溶液,给一支试管加热,同时向另一支试管里加入少量乙酸铅溶液,观察发生的现象。把凝结的蛋白和生成的沉淀分别放到两支盛有清水的试管里,观察是否溶解。

实验内容	实验现象	实验结论

思考:1. 请你描述实验过程出现的现象。
2. 盐析和这个实验是否有共同之处?为什么?
3. 蛋白质变性的实验在生活中有什么用途?

蛋白质在某些物理和化学因素(如加热、高压、超声波、紫外线、X线、强酸、强碱重金属盐、乙醇、苯酚等)影响下,空间结构发生改变,使其理化性质和生物活性随之改变的作用,称为蛋白质变性。变性后的蛋白质称为变性蛋白质。

蛋白质变性后,溶解度减小,容易凝固沉淀,不能重新溶解于水中。

蛋白质变性的原理已广泛应用于医学实践。例如,乙醇、加热、高压、紫外线等用于消毒杀菌,热凝法检查尿蛋白等。

在制备和保存激素、疫苗、酶类和血清等蛋白质制剂时,应避免其变性以防止其失去生物活性。

考点提示:蛋白质的变性

知识迁移

大家已经知道,引起疾病的细菌、病毒等是由蛋白质组成的。医院里常用高温蒸煮、紫外线照射、喷洒消毒剂、在伤口处涂抹医用酒精等方法来消毒、杀菌,为什么能这样做?为什么在实验室里常用甲醛来保存动植物标本?

（四）蛋白质的颜色反应

1. 黄蛋白反应

实验探究

【实验10-2-3】 在盛有2ml鸡蛋清溶液的试管中,滴入数滴浓硝酸,微热。观察并记录实验现象。

实验内容	实验现象

思考:1. 请你准确描述实验过程出现的各种现象。
2. 能发生这个反应蛋白质需要具备怎样的条件?

某些蛋白质遇浓硝酸立即变成黄色,再加氨水后又变为橙色,这个反应称为黄蛋白反应。含有苯环的蛋白质能发生此反应。

2. 缩二脲反应 蛋白质在强碱性溶液中与硫酸铜溶液作用,显紫色或紫红色。因为蛋白质分子中含有许多肽键,所以蛋白质分子能发生缩二脲反应,并且蛋白质的含量越多,产生的颜色也越深。医学上利用这个反应来测定血清蛋白质的总量及其中白蛋白和球蛋白的含量。

考点提示:蛋白质的颜色反应

蛋白质是人类必需的营养物质,成年人每天要摄取 60~80g 蛋白质,才能满足生理需要,保证身体健康。人们从食物中摄取的蛋白质,在胃液的胃蛋白酶和胰液的胰蛋白酶作用下,经过水解生成氨基酸。氨基酸被人体吸收后,重新结合成人体所需要的各种蛋白质。人体内各种组织的蛋白质也在不断地分解,最后主要生成尿素排出体外。

链接

酶

酶是由生物体内活细胞产生的一种生物催化剂。大多数由蛋白质组成(少数为 RNA)。能在机体中十分温和的条件下,高效率地催化各种生物化学反应,促进生物体的新陈代谢。生命活动中的消化、吸收、呼吸、运动和生殖都是酶促反应过程。酶是细胞赖以生存的基础。细胞新陈代谢包括的所有化学反应几乎都是在酶的催化下进行的。例如,哺乳动物的细胞就含有几千种酶。它们或是溶解于细胞液中,或是与各种膜结构结合在一起,或是位于细胞内其他结构的特定位置上。这些酶统称胞内酶;另外,还有一些在细胞内合成后再分泌至细胞外的酶——胞外酶。酶催化化学反应的能力叫酶活力(或称酶活性)。酶活力可受多种因素的调节控制,从而使生物体能适应外界条件的变化,维持生命活动。没有酶的参与,新陈代谢只能以极其缓慢的速度进行,生命活动就根本无法维持。例如,食物必须在酶的作用下降解成小分子,才能透过肠壁,被组织吸收和利用。在胃里有胃蛋白酶,在肠里由胰脏分泌的胰蛋白酶、胰凝乳蛋白酶、脂肪酶和淀粉酶等。又如食物的氧化是动物能量的来源,其氧化过程也是在一系列酶的催化下完成的。

小　结

1. 蛋白质是由多种氨基酸通过分子间缩合脱水而形成的结构复杂的天然高分子化合物。它的基本单位是氨基酸。少量的盐可促进蛋白质溶解,多量的盐可使蛋白质从溶液中析出。蛋白质在加热、重金属盐等作用下,会发生变性而凝结。

2. 蛋白质和氨基酸性质对比

类别	氨基酸	蛋白质
结构特点	分子中既有酸性的羧基,又有碱性的氨基,是两性物质	由不同的氨基酸相互结合而成的高分子化合物。分子中有羧基和氨基,也是两性物质
主要性质	①既能跟酸反应,又能跟碱反应 ②分子间能相互结合形成高分子化合物	①具有两性 ②在酸、碱或酶的作用下水解,最终得到多种 α-氨基酸 ③盐析 ④变性 ⑤某些蛋白质遇浓 HNO_3 呈黄色 ⑥燃烧产生烧焦羽毛的气味 ⑦蛋白质溶液为胶体

目标检测

一、填空题

1. 氨基酸分子既含有酸性的_____基,又含有碱性的_____基,因而氨基酸是_____化合物。

2. 由于蛋白质分子中含有自由的_____基和_____基,所以蛋白质具有两性。

3. 蛋白质的一级结构是指_____中 α-氨基酸的_____。

4. 能使蛋白质变性的物理因素主要有_____等,化学因素主要有_____等。

二、选择题

1. 在组成蛋白质的氨基酸中,人体必需氨基酸有( )种。

A. 6　　　　B. 7　　　　C. 8　　　　D. 9

2. 临床上检验患者尿中的蛋白质是利用蛋白质受热凝固的性质,这属于蛋白质的( )

A. 显色反应　B. 水解反应　C. 盐析作用　D. 变性作用

3. 欲将蛋白质从水中析出而又不改变它的性质,应加入( )

A. 饱和 Na_2SO_4 溶液　　　B. 浓硫酸

C. 甲醛溶液　　　　　　　D. $CuSO_4$ 溶液

4. 下列过程中,不可逆的是( )

A. 蛋白质的盐析　　　B. 酯的酸催化水解

C. 蛋白质变性　　　　D. 氯化铁水解

5. 下列关于酶的叙述中,不正确的是( )

A. 酶是一种氨基酸

B. 酶是一种蛋白质

C. 酶是生物体内产生的催化剂

D. 酶受到高温或重金属盐等作用时会变性

6. 诗句"春蚕到死丝方尽,蜡炬成灰泪始干"中的"丝"和"泪"分别是( )

A. 纤维素、脂肪　　　　B. 蛋白质、高级烃

C. 淀粉、油脂　　　　　D. 蛋白质、硬化油

第11章 高分子化合物

人们身着涤纶、尼龙、腈纶类的衣服;居家装饰中的塑料壁纸、塑料天花板、涂料等;汽车、轮船、飞机等交通工具的一些零部件;家用电器的外壳等等,都有合成高分子材料的影子。

第1节 高分子化合物的概念和特性

一、高分子化合物的概念

在有机化学中,我们把相对分子质量低于 10 000 的有机化合物称为低分子化合物,把相对分子质量高于 10 000 的有机化合物称为高分子化合物,简称为高分子,又称聚合物或高聚物。例如,通常聚氯乙烯的相对分子质量为 5 万~15 万,丁苯橡胶的为 15 万~20 万等。天然或人工合成的高分子化合物,都是由结构相同的、简单的结构单元通过共价键或配位键重复连接而成。合成高分子化合物在国民经济的各个领域都占有举足轻重的地位,尤其是被称为"现代三大合成材料"的塑料、合成纤维和合成橡胶的应用最为广泛。

考点提示:高分子化合物的概念

高分子化合物的相对分子质量虽然很大,但组成并不复杂。例如,聚乙烯的化学式为:

$$\require{enclose}\left[CH_2—CH_2\right]_n$$

n 为高分子链所含链节的数目,又称为聚合度。聚合度是衡量高分子化合物分子大小的一个指标,高分子化合物的聚合度通常都在 1000 以上。不同的高分子化合物常具有不同的结构单元,通常将能提供结构单元的低分子化合物称为单体。如聚氯乙烯的单体为氯乙烯 $CH_2=CH-Cl$。

高分子化合物按其来源可分为天然高分子化合物和合成高分子化合物;按其结构可分为有机高分子、元素有机高分子和无机高分子。

二、高分子化合物的特性

高分子化合物的特性有:巨大的相对分子质量和特殊的结构,这也就决定了高分子化合物与低分子化合物相比具有特殊的性质。

1. 不挥发性　高分子化合物没有气态,只有液态与固态,不挥发。

2. 机械性能　高分子化合物的分子链很长,且互相缠绕,使分子链间作用力的总和很大,因此能表现出一定的韧性和耐磨性。

3. 弹性　由于长链分子通常呈卷曲状,因而高分子化合物通常显示有一定程度的弹性。

4. 结晶性　有些高分子化合物具有结晶物质的特性,有清晰的 X 线衍射图像。

5. 溶解性　高分子化合物的溶解过程很慢,有时只发生溶胀,且溶液的黏度比一般的低分子化合物溶液的要大得多。

上述特性,取决于组成大分子的原子或官能团的本性、分子量、空间排列(几何结构)、分子形态(运动着的大分子的统计特性)以及聚集态结构。

考点提示:高分子化合物的特性

链接

可降解的高分子材料

现在由于在全世界,每年都要抛弃几百万吨废旧塑料,大部分直接丢入海洋。有些没有抛入海洋的塑料垃圾,便在陆地上形成了"白色污染"。因为它们在大自然中降解非常慢,有人估计废弃的农用薄膜在土壤中可长达 100 年不分解。为了根除"白色污染",人们联想到淀粉、纤维素可以在大自然中被微生物降解,以及有些高分子材料在吸收光能的光敏剂的帮助下也能降解的事实,研究出微生物降解和光降解两类高分子化合物。微生物降解高分子在微生物酶的作用下切断某些化学键,降解为小分子,再进一步转变为 CO_2 和 H_2O 而消失。光降解小分子是在阳光等的作用下,高分子的化学键被破坏而发生降解的过程。它们将为消除"白色污染"带来希望。

微生物降解高分子,如聚乳酸等可以用于手术缝合线、药物缓释材料等医用材料、购物袋与食品包装袋等。光降解塑料,如加入光敏剂的聚乙烯等可以做农用地膜、包装袋等。

近年来,我国科学工作者已成功研究出以 CO_2 为原料生产可降解高分子材料的技术,并已投入小规模生产,为消除"白色污染"和减轻 CO_2 的温室效应作出了贡献。

小　结

1. 高分子化合物的概念　高分子化合物简称高分子,又称聚合物或高聚物。天然或人工合成的高分子化合物,都是由结构相同的、简单的结构单元通过共价键或配位键重复连接而成。

2. 高分子化合物的特性　不挥发性、优良的机械性能、良好的电绝缘性、结晶性、溶解性能。

目标检测

一、选择题

1. 下列不属于高分子化合物的是(　　)

　A. 蛋白质　　B. 淀粉　　C. 硝化纤维　　D. 油脂

2. 下列不属于高分子化合物特性的是(　　)

　A. 不挥发性　B. 弹性　　C. 结晶性　　D. 导电性

二、简答题

高分子化合物与低分子化合物在性质上有哪些主要区别?

第2节　三大有机合成材料及用途

随着科技的发展和社会的进步,能源技术、信息技术和生命科学已构成当今科学发展的三大领域,与之相适应的"新材料革命"也在蓬勃发展,人工合成高分子材料的出现,使人类摆脱了只能依靠天然材料的历史,而且合成高分子化合物的使用也大大超过了天然高分子化合物。由于合成高分子材料的原料丰富,制造加工简单,性能千变万化,所以,它在现代工业、农业、国防和科学技术上得到了广泛应用。所谓高分子材料主要包括塑料、橡胶、纤维、黏合剂和涂料等,其中被称为现代高分子三大合成材料的塑料、合成纤维和合成橡胶已经成为国家建设和人民日常生活中必不可少的重要材料。

知识迁移

1. 人们天天和塑料打交道,你知道什么是塑料吗?

2. 橡胶的特点是什么?主要有哪些用途?

3. 你能举例说出生活中常见的合成纤维吗?

一、塑　料

塑料是指具有可塑性的高分子材料。其主要成分是合成树脂,除此之外,还有根据需要加入的具有某些特定用途的添加剂,如增塑剂、稳定剂、固化剂、润滑剂等。

塑料是聚合物,它的组成并不复杂,结构也很有规律性。例如聚乙烯:

$$\left[CH_2-CH_2 \right]_n$$

它是由结构单元—CH_2—CH_2—重复连接而成的,n 表示结构单元重复的次数。

实验探究

【实验11-2-1】　将一次性聚乙烯水杯剪成碎片,然后放在试管中加热,观察现象。等熔化后停止加热,待冷却固化后再加热,观察现象。

实验内容	实验现象	实验结论

思考: 塑料具有怎样的性质?

聚乙烯塑料受热到一定温度范围时开始软化,直到熔化成流动的液体。冷却后又变成固体,加热后,又熔化,这种现象叫做热塑性。而有些塑料则是在制造过程中受热时能变软,可以塑成一定的形状,但加工成型后就不会受热熔化,具有热固性,如酚醛塑料。

塑料的种类繁多,至今已达数百种,用得较多的约近百种,用途也各不相同,如图11-2-1和图11-2-2。

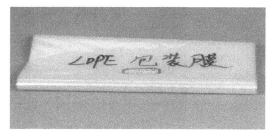

图 11-2-1　低密度聚乙烯包装膜

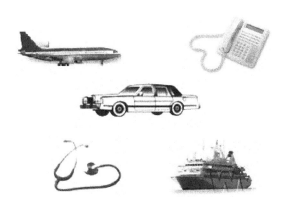

图 11-2-2　塑料的用途

考点提示: 塑料的用途

二、合成纤维

在日常生活中,人们常常把一些长度比本身直径大100倍以上、并且具有柔韧性的丝状物质叫做纤维。纤维分为天然纤维和化学纤维,如棉花、羊毛、木材和草类属于天然纤维。化学纤维又分为人造纤维与合成纤维,人造纤维是利用天然纤维如木材、草类的纤维经化学加工制成的具有新性能的纤维,又叫再生纤维。合成纤维是利用石油、天然气、煤和农副产品做原料制成单体,经聚合反应合成线型高聚物,再经加工制得的纤维。作为合成纤维的高分子,应具备线型的分子结构、适宜的相对分子质量、较强的分子间力、能溶解或熔融等成纤基本条件。合成纤维是20世纪30年代开始生产的,与天然纤维相比,合成纤维具有强度高、弹性好、耐磨、耐化学腐蚀、不发霉、不怕虫蛀、不缩水等优良性能,而且每一种还具有各自独特的性能。在合成纤维中,锦纶、涤纶、腈纶、维纶、丙纶和氯纶被称为"六大纶",广泛应用在工农业生产和日常生活中。

实验探究

【实验11-2-2】 取一小块纯棉布、羊毛织物和尼龙布,分别在酒精灯火焰上燃烧,观察现象。

【实验11-2-3】 另取上述材料各一小块,分别浸入10%的硫酸溶液和3%氢氧化钠溶液中,微热5~6min,取出后用水漂洗、烘干。

实验内容	实验现象	实验结论

思考:比较与没有用酸碱处理过的布有什么不同?

考点提示:合成纤维的用途

三、合成橡胶

橡胶是一种在常温下具有高弹性的高分子化合物。所谓高弹性是指材料在外力作用下,容易发生高达百分之几百形变,而当外力解除后又会恢复到原来状态的一种性能。根据来源不同,橡胶分为天然橡胶和合成橡胶。天然橡胶来自生长在热带和部分亚热带的橡胶树。天然橡胶是异戊二烯的聚合物,通常是指顺异戊二烯。合成橡胶是以石油、天然气为原料,以二烯烃和烯烃为单体聚合而成的高分子。合成橡胶分为通用橡胶和特种橡胶两类。常见的通用合成橡胶有:丁苯橡胶、顺丁橡胶、氯丁橡胶、丁基橡胶等;特种合成橡胶有:丁腈橡胶、硅橡胶、氟橡胶等。天然橡胶与合成橡胶相比,一般性能都比较好,特别是它的弹性更为突出,但是耐油性、耐磨性和耐热、耐寒性相对较差。因此必须大力发展合成橡胶,以适应现代科技和工农业生产的需要。

链接

功能高分子的发展

功能高分子是从20世纪80年代中后期开始发展的。最早的功能高分子可追溯到1935年离子交换树脂的发明。20世纪50年代,美国人开发了感光高分子用于印刷工业,后来又发展到电子工业和微电子工业。1957年发现了聚乙烯基咔唑的光电导性,打破了多年来认为高分子材料只能是绝缘体的观念。1966年Little提出了超导高分子模型,预计了高分子材料超导和高温超导的可能性,随后在1975年发现了聚氮化硫的超导性。1993年,俄罗斯科学家报道了在经过长期氧化的聚丙烯体系中发现了室温超导体,这是迄今为止唯一报道的超导性有机高分子。20世纪80年代,高分子传感器、人工脏器、高分子分离膜等技术得到快速发展。1994年塑料柔性太阳能电池在美国阿尔贡实验室研制成功。1997年发现聚乙炔经过掺杂具有金属导电性,导致了聚苯胺、聚吡咯等一系列导电高分子的问世。

考点提示:合成橡胶的用途

小　结

塑料是指具有可塑性的高分子材料。所谓可塑性是指在加热和外力作用下能发生形变,当除去外力和恢复到常温时,能保持加工时制成形状的一种性能。塑料的主要成分是合成树脂;纤维是一些长度比本身直径大100倍以上、并且具有柔韧性的丝状物质,分为天然纤维和化学纤维,化学纤维又分为人造纤维与合成纤维;橡胶是一种在常温下具有高弹性的高分子化合物。所谓高弹性是指材料在外力作用下,容易发生高达百分之几百形变,而当外力解除后又会恢复到原来状态的一种性能。根据来源不同,橡胶分为天然橡胶和合成橡胶。

目标检测

一、填空题

1. 三大合成材料是指_____、_____、_____。

2. 天然橡胶是_____的聚合物,合成橡胶分为_____和_____两类,天然橡胶与合成橡胶相比,一般性能都比较好,但它的_____性更为突出。

二、选择题

1. 下列物质不属于合成材料的是(　　)

A. 人造纤维　B. 顺丁橡胶　C. 有机玻璃　D. 锦纶纤维

2. 当前,我国急待解决的"白色污染"是指(　　)

A. 冶炼厂的白色烟尘　　B. 石灰窑的白色粉尘

C. 聚乙烯等塑料垃圾　　D. 白色建筑材料

3. 室内污染的主要来源之一是现代人的生活中用的化工产品。如泡沫材料的办公用品、化纤地毯及书报、油漆等不同程度放出的气体。该气体可能是(　　)

A. 甲醛　B. 甲烷　C. 一氧化碳　D. 二氧化碳

4. 下列对于废弃塑料的处理方法中,最为恰当的是(　　)

A. 将废弃物切成碎片,混在垃圾中填埋于土壤中

B. 将废弃物焚烧　C. 将废弃物倾倒于海洋中

D. 将废弃物用化学方法加工成防水涂料或汽油

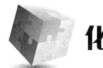# 化 学 实 验

实验 1　化学实验基本操作

【实验目标】

1. 知道化学实验室规则,并在实验中自觉遵守。

2. 会进行试管、烧杯等玻璃仪器的洗涤和干燥方法。

3. 通过食盐的提纯,较熟练地进行研磨、称量、溶解、搅拌、加热、蒸发等基本操作。

4. 学习防火灭火常识,树立安全意识。

5. 养成严肃认真的学习习惯,培养科学探究的兴趣。

【实验仪器及药品】

常用化学仪器、去污粉或洗衣粉、试管、试管夹、烧杯、漏斗及漏斗架、酒精灯、托盘天平及砝码、药匙、蒸发皿、研钵、玻璃棒、铁架台、石棉网、量筒。

粗食盐、蒸馏水。

一、实验室规则

(一) 实验规则

1. 实验前必须预习与实验有关的教材内容和实验内容,明确实验目标,弄清实验原理,了解实验步骤和操作方法。

2. 实验室内不高声谈话,自觉遵守纪律,集中思想,认真操作。

3. 实验开始前应检查实验仪器、试剂是否齐全,如有缺损应报告教师并补齐。试验中要爱护仪器,节约试剂和水、电。试验后应将仪器洗净,保持实验室清洁整齐。废纸、火柴梗和废液等应放入废物桶内,严禁倒入水槽或随地乱扔。

4. 应按实验教材规定的步骤(或事先设计好的实验方案)、方法进行实验,未经教师许可,不得随意变更。仔细观察实验中发生的现象,如实记录并进行积极的思考。

5. 实验完毕应认真写出实验报告交给老师。若实验中损坏仪器,应报告教师,办理领换手续。

6. 实验室内的一切物品(仪器、药品和产物等)不得带离实验室。

7. 实验时必须按正确操作方法进行,注意安全。

(二) 试剂使用规则

1. 取试剂时应看清瓶签上的名称与浓度,切勿拿错。试剂不得与手接触。

2. 共用试剂,未经允许不得挪动原位置。

3. 试剂应按规定量取用。若未规定用量,应注意节约。取出的试剂未用完时不得倒回原瓶,应倒入教师指定的容器中。

4. 取出固体试剂应使用干净药匙。用过的药匙需擦干净后才可再次使用。试剂用后应立即盖好瓶盖,以免盖错。

5. 取用液体试剂应使用滴管或吸管。滴管应保持垂直,不可倒立,防止试剂接触橡皮帽而污染试剂,用完后立即插回原瓶。滴管不得触及其他容器壁。同一吸管在未洗净时,不得在不同的试剂瓶中吸取试液。

6. 要求回收的试剂,应放入指定的回收容器中。

(三) 实验室安全规则

1. 易燃、易爆试剂不得接近火焰及高温物体,以免引起灾害。

2. 稀释浓硫酸时,应将浓硫酸慢慢注入水中,并不断搅拌,切勿把水注入浓硫酸中。

3. 装有液体的试管加热时,试管口不得对着人,以免被溅出的液体伤害。

4. 需要闻气体的气味时,可用手扇闻,不得直接对着容器口闻。

5. 凡做有毒气体或有恶臭物质的实验时,均应在通风橱内进行。

6. 不允许任意混合各种化学试剂。未经教师同意,不得尝试剂的味道。

7. 如果因酒精、汽油、苯等引起着火时,切勿用水灭火,应立即用沙土或湿布覆盖。

8. 若遇电器设备着火,应立即切断电源,用二氧化碳灭火器或四氯化碳灭火器灭火,不可用水或泡沫灭火器。

9. 如果强酸液沾到皮肤上,立即擦去酸液,然后用水冲洗,再用 20g/L 碳酸氢钠溶液冲洗。如果强碱

液沾到皮肤上,立即用水冲洗后用 20g/L 乙酸冲洗。

10. 每次实验完毕都应洗净双手。离开实验室前必须检查水、电及门窗是否关闭。

【实验操作】

二、化学实验基本操作

(一) 玻璃仪器的洗涤和干燥

玻璃仪器的洁净程度,直接影响实验结果的准确性。通常要求洗涤后器皿内壁只附着一层均匀的水膜,不挂水珠。

洗涤方法有用水刷洗、用去污粉(或洗衣粉)洗和用铬酸洗液洗。一般用自来水刷洗,在洗烧杯、试管等仪器时,用试管刷在器皿内上下刷或左右旋转,不能用秃顶试管刷,也不能用力过猛,以免戳破玻璃。若仅用自来水仍洗不干净,可用毛刷蘸少量去污粉或洗衣粉刷洗,然后用自来水冲洗,最后再用少量蒸馏水淋洗 1~2 次。用上述方法洗不干净时,可用铬酸洗液或其他洗涤液浸泡处理,浸泡后将铬酸洗液细心倒回原瓶中供重复使用,然后依次用自来水、蒸馏水淋洗(实验图 1-1)。

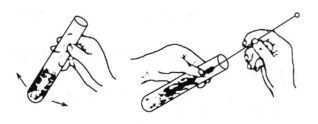

实验图 1-1　试管的刷洗

干燥方法有晾干或烘干两种。洗净后不急用的玻璃仪器,可倒置于干燥处自然晾干。洗净后急用仪器,在除去水分后放入电烘箱或红外干燥箱内烘干;烧杯、蒸发皿等可放在石棉网上用小火烘干;试管在酒精灯火焰上烘干,但应将试管口朝下,来回移动,烘

至不见水珠后,将管口朝上赶净水气。带刻度仪器如量筒等不宜高温烘烤,可用电吹风迅速干燥(实验图 1-2)。

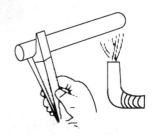

实验图 1-2　烘干试管

(二) 量筒的使用

化学实验中,量取液体常用的有量筒、移液管等,最常用的是量筒。量筒是用来粗略量取一定体积的量器,规格有 5ml、10ml、20ml、50ml、100ml、200ml、500ml、1000ml 等。

量取液体应选择量程合适的量筒。量取时将量筒放置于水平桌面上,向量筒中倾倒液体接近刻度时,改用胶头滴管滴加液体至刻度线。读取液体体积时,应眼睛平视,使液体凹液面最低点与刻度线相切,仰视或俯视都会造成误差(实验图 1-3)。

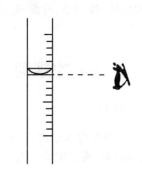

实验图 1-3　读取量筒内液体体积

(三) 食盐的提纯

1. 研磨　将约 20 克粗食盐放入研钵中,研成细粉。

2. 称量　用托盘天平称取 5 克粗食盐。

3. 溶解　把称好的粗食盐放入小烧杯中,加蒸馏水约 20ml,搅拌使其溶解。为了加速溶解,可边搅拌边加热。

4. 过滤　根据漏斗大小取滤纸一张,对折两次,第二次对折时使滤纸两边成 10° 的交角,展开滤纸使呈圆锥形,放在漏斗里用水润湿,使其紧贴在漏斗内壁上,并将漏斗固定在漏斗架或铁架台的铁圈上。另取一干净烧杯放在漏斗下面接收滤液。将粗盐溶液沿玻璃棒

慢慢倾倒入漏斗内过滤。倾注液体时,玻璃棒下端应朝着滤纸的重叠层,先倾倒上层清液,后倾入残渣,并使漏斗内的液面低于滤纸的边缘(实验图 1-4)。

5. 蒸发　将澄清的食盐滤液倾入干净的蒸发皿内,放在铁架台的铁圈上,垫上石棉网,用酒精灯加热浓缩,当蒸发皿的底部出现食盐的结晶时,用玻璃棒不断地搅拌溶液,快蒸干时可用漏斗将蒸发皿罩住,并继续加热,直到水完全蒸发,即得纯白色的精制食盐。冷却后将所得的精盐称量,并计算食盐的提纯率(实验图 1-5)。

$$提纯率 = \frac{精盐的质量(g)}{粗盐的质量(g)} \times 100\%$$

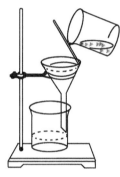
实验图 1-4　过滤

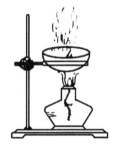
实验图 1-5　蒸发

【思考讨论】

1. 玻璃仪器的洗涤方法有哪些?何以说明仪器已洗净?

2. 过滤操作应注意哪些问题?

（翟香萍）

实验 2　同周期、同主族元素性质的递变规律

【实验目标】

1. 会进行钠、镁、铝的金属活动性强弱比较的实验,能解释同周期元素性质的递变规律。

2. 会进行钠、钾金属活动性比较实验,能描述同主族元素性质递变规律。

【实验原理】

1. 金属性的强弱可以从它的单质与水或酸反应的难易程度以及最高价氧化物的水化物的碱性强弱来判断。活泼的非金属单质能置换出不活泼的非金属单质,可以以此判断非金属的强弱。

2. 在同一周期中,随着原子序数的递增,元素的金属性依次减弱,元素的非金属性依次增强。在同一主族中,随着原子序数的递增,元素的金属性依次增强,非金属性依次减弱。

【实验仪器及药品】

试管、试管夹、药匙、烧杯、酒精灯、火柴、量筒、镊子、砂纸、小刀、滤纸。

钠、钾、镁粉、镁条、铝片、酚酞试液、6mol/L HCl 溶液、6mol/L NaOH 溶液、100g/L $MgCl_2$ 溶液、100g/L $AlCl_3$ 溶液、1mol/L NaCl 溶液、1mol/L NaBr 溶液、1mol/L KI 溶液、0.1mol/L Na_2S 溶液、氯水、溴水、蒸馏水。

【实验操作】

(一) 同周期元素性质的递变

1. 取小烧杯 1 个,盛水 50ml,用镊子取绿豆大小金属钠 1 块,用滤纸吸干表面的液状石蜡(或煤油),放入小烧杯中,观察现象。滴入 1 滴酚酞试液,有何现象?

取试管一支,注入 5ml 水,加少量镁粉,加热,观察现象。滴入 1 滴酚酞试液,有何现象?

2. 取镁条和铝片各一段,用砂纸擦去表面的氧化膜,分别放入两支试管中,各加入 HCl 溶液 2ml,有何现象?

3. 取两支试管分别加入 3ml $MgCl_2$ 溶液和 $AlCl_3$ 溶液,各加入 NaOH 溶液 5 滴,有何现象?继续滴入过量的 NaOH 溶液,有何现象?

4. 取试管一支,加入 Na_2S 溶液 3ml,再滴入氯水数滴,有何现象?

根据实验得出的结论是:

(二) 同主族元素性质的递变

1. 取小烧杯 1 个,盛水 50ml,用镊子取绿豆大小金属钾 1 块,用滤纸吸干表面的液状石蜡(或煤油),放入小烧杯中,观察现象。与金属钠与水反应的现象进行比较。

2. 取试管 3 支,分别加入氯化钠、溴化钠、碘化钾溶液 3ml,分别加入氯水 1ml 观察溶液颜色的变化。

3. 取试管 3 支,用溴水代替氯水做同样的实验。观察颜色的变化。

根据实验得出的结论是:

【思考讨论】

1. 取用金属钠、钾时,为什么要用镊子而不用手直接拿?

2. 实验室里怎样保存金属钠、钾?

（翟香萍）

实验 3　一定物质的量浓度溶液的配制、溶液的稀释

【实验目标】

1. 学会一定体积溶液的配制及稀释的方法和基

本操作。

2. 了解容量瓶的结构特点和使用方法。

3. 引导学生认识化学与医学的关系,培养学生严谨求实的学习态度,逐步形成综合的职业能力。

【实验原理】

1. 根据欲配制溶液的 ρ_B 和 V,用有关 ρ_B 计算的方法,求出所需溶质的 m;在容器内将溶质用溶剂稀释为规定的体积,就得欲配制的溶液。

$$由 \rho_B = \frac{m_B}{V},知 m_B = \rho_B V$$

2. 稀释定律 稀释前后"溶质的量"(溶质的 n_B、m、V 等)不变。

$$\varphi_{B_1} V_1 = \varphi_{B_2} V_2$$

【实验仪器及药品】

烧杯、容量瓶(100ml)、胶头滴管、量筒、玻璃棒、药匙、托盘天平。NaCl、蒸馏水。

【实验操作】

(一) 容量瓶的使用

1. 容量瓶是一种带有磨口玻璃塞的细长颈、梨形的平底玻璃瓶,颈上有刻度。标有温度、容积、刻度线(实验图3-1)。

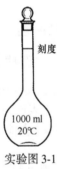

刻度

1000 ml
20℃

实验图3-1

2. 容量瓶的规格有 5ml、25ml、50ml、100ml、250ml、500ml、1000ml 等,其中实验室常用的是 100ml 和 250ml 的容量瓶(实验图3-2)。

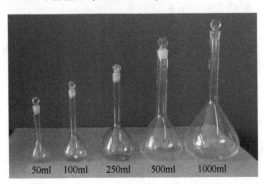

50ml 100ml 250ml 500ml 1000ml

实验图3-2

3. 容量瓶用来配制一定体积的溶液,不能用于溶解、稀释物质。

4. 容量瓶使用前要检查是否漏水(检漏)(如实验图3-3)。

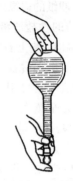

实验图3-3 检漏

向容量瓶中加一定量的水,塞好瓶塞。食指摁住瓶塞,另一只手托住瓶底,将瓶倒立,观察瓶塞周围是否有水漏出。

若不漏水,将容量瓶正立并将瓶塞旋转 180° 后塞紧。再次将瓶倒立,检查是否漏水。经检查不漏水的容量瓶才能使用。

5. 向容量瓶中转移溶液,要用玻璃棒引流。

(二) 配制 9g/L NaCl 溶液 500ml

1. 计算 $\because \rho_B = \dfrac{m_B}{V}$

$\therefore m(NaCl) = \rho(NaCl) \cdot V = 9g/L \times 0.5L = 4.5g$

2. 称量 用天平称量 4.5g NaCl。

3. 溶解 将已称量的 NaCl 倒入小烧杯中,加入适量蒸馏水,玻璃棒搅拌使之完全溶解。

4. 转移和洗涤 将已溶解的 NaCl 溶液通过玻璃棒引流至 500ml 容量瓶中,并用蒸馏水洗涤小烧杯和玻璃棒 2~3 次,将洗涤液一并转移至容量瓶中。

5. 定容 向容量瓶中继续加蒸馏水至距刻度线 1~2cm 处,改用胶头滴管逐滴滴加,直到液体凹液面最低处与刻度线水平相切。

6. 混匀 塞紧容量瓶瓶塞,用食指顶住瓶塞,另一只手的手指托住瓶底,将容量瓶上下颠倒 10~20 次,混合均匀。

7. 装瓶贴签 将配制好的溶液倒入试剂瓶中,贴上标签后保存。

(容量瓶不能保存溶液)

注意:

(1)不能在容量瓶内直接溶解 NaCl。

(2)选用与欲配制溶液体积相同的容量瓶。

(3)玻璃棒引流时,玻璃棒末端应靠在容量瓶刻度线以下。若玻璃棒末端靠在容量瓶刻度线以上,容易使刻度线以上的容量瓶内壁上附有液体而影响配制结果。

（4）定容时,胶头滴管应与容量瓶口垂直,在滴管距瓶口 1cm 左右时将滴管内液体滴入。

（三）用 0.95 的医用酒精配制 0.75 的消毒酒精 100ml

1. 计算　据稀释定律: $\varphi_1 V_1 = \varphi_2 V_2$

$$\therefore 0.95V_1 = 0.75 \times 100ml$$

$$\therefore V_1 \approx 78.9ml$$

2. 量取　用 100ml 量筒准确量取 78.9ml 医用酒精。

3. 稀释定容　用玻璃棒将蒸馏水引流至量筒中,至距刻度线 1~2cm 处,改用胶头滴管逐滴滴加,直到液体凹液面最低处与 100ml 刻度线水平相切。

4. 混匀　用玻璃棒搅拌均匀。

5. 装瓶贴签　将配制好的消毒酒精倒入试剂瓶中,贴上标签后保存。

（量筒不能保存溶液）

【思考讨论】

1. 烧杯内的溶液转移到容量瓶中后,为什么要用蒸馏水洗涤烧杯 2~3 次,并将洗涤液也全部转移到容量瓶中?

2. 在用容量瓶配制溶液时,如果加蒸馏水超过了刻度线,可否倒出一些溶液,再重新加蒸馏水到刻度线?为什么?如果已经这样做了,该怎么办?

3. 在加蒸馏水到刻度线后,倒转振荡并直立容量瓶,容量瓶瓶颈处的液面是否稍低于标线?是否可以再向容量瓶中继续加蒸馏水,使之重新达到标线?为什么?

（冀向利）

实验 4　影响化学反应速率和化学平衡的主要因素

【实验目标】

1. 学会进行浓度、温度、催化剂对化学反应速率的影响的实验操作。

2. 学会进行浓度、温度对化学平衡的影响的实验操作。

【实验原理】

通过实验研究浓度、温度对 $Na_2S_2O_3$ 和 H_2SO_4 反应速率,MnO_2 对 H_2O_2 的分解反应速率的影响;浓度对 $FeCl_3$ 和 KSCN 反应平衡体系,温度对 NO_2 和 N_2O_4 平衡体系的影响。

（一）浓度、温度、催化剂对化学反应速率的影响

1. 浓度、温度对化学反应速率的影响　在硫代硫酸钠溶液中加入稀硫酸,生成不溶于水的硫单质。硫单质析出的越快,反应速率越快。化学反应方程式为:

$$Na_2S_2O_3 + H_2SO_4 = Na_2SO_4 + SO_2\uparrow + S\downarrow + H_2O$$

增加反应物的浓度,反应速率加快;升高温度,反应速率也会加快。

2. 催化剂对化学反应速率的影响

$$2H_2O_2 = 2H_2O + O_2\uparrow$$

使用 MnO_2,过氧化氢分解速率加快。

（二）浓度、温度对化学平衡的影响

1. 浓度对化学平衡的影响　在一定条件下,下列反应达到平衡后,通过改变反应物或生成物浓度,观察溶液颜色的变化可探究浓度对平衡的影响。

$$FeCl_3 + 6\,KSCN \rightleftharpoons K_3[Fe(SCN)_6] + 3KCl$$
$$\text{血红色}$$

2. 温度对化学平衡的影响　下列反应达到平衡后,可以通过改变体系的温度,观察体系颜色的深浅变化,来探究温度对平衡的影响。

$$2NO_2(g) \rightleftharpoons N_2O_4(g) + Q$$
$$\text{红棕色}\text{无色}$$

【实验仪器及药品】

试管、试管架、试管夹、烧杯、酒精灯、火柴、铁架台、石棉网、角匙、量筒、二氧化氮平衡仪、玻璃棒。

$0.1mol/L\ Na_2S_2O_3$ 溶液、$0.1mol/L\ H_2SO_4$ 溶液、$\omega_B = 0.03\ H_2O_2$ 溶液、$0.3mol/L\ FeCl_3$ 溶液、$1mol/L\ KSCN$ 溶液、MnO_2。

【实验操作】

（一）影响化学反应速率的因素

1. 浓度对化学反应速率的影响　取试管两支,编为 1、2 号,并按下表规定用量加入 $0.1mol/L$ $Na_2S_2O_3$ 溶液和蒸馏水,摇匀。

另取试管两支,编为 3、4 号,并分别加入 $0.1mol/L$ H_2SO_4 溶液各 2mL。然后,分别将 3、4 号试管中的溶液同时倒入 1、2 号试管中。观察出现浑浊的先后顺序,填入下表:

试管编号	加入 0.1mol/L $Na_2S_2O_3$ 溶液	加蒸馏水	加入 0.1mol/L H_2SO_4 溶液	出现浑浊的先后顺序
1	4ml	—	2ml	
2	2ml	2ml	2ml	

说明1、2号试管出现浑浊所需时间不同的原因。

2. 温度对化学反应速率的影响

（1）在烧杯中盛热水半杯。

（2）取试管两支，各加入 0.1mol/L $Na_2S_2O_3$ 溶液 2ml 和 0.1mol/L H_2SO_4 溶液 2ml，振荡。将一支放入盛热水的烧杯中，另一支置于试管架上。观察两支试管出现浑浊的先后顺序，填入下表：

试管	加入 0.1mol/L $Na_2S_2O_3$ 溶液	加入 0.1mol/L H_2SO_4 溶液	反应温度	出现浑浊的先后顺序
1	2ml	2ml	热水	
2	2ml	2ml	室温	

（3）说明两支试管出现浑浊所需时间不同的原因。

3. 催化剂对反应速率的影响　取试管两支，各盛质量分数为 0.03 H_2O_2 溶液 2ml，其中一支加入少量 MnO_2。观察产生气体的先后顺序，并用带火星的火柴棒在两支试管口检验所生成的气体。比较两支试管中 H_2O_2 分解速度不同的原因。

（二）影响化学平衡的因素

1. 浓度对化学平衡的影响　在盛有 15ml 蒸馏水的烧杯中，滴入 0.3mol/L $FeCl_3$ 溶液和 1mol/L KSCN 溶液各 3 滴，混匀。将上述混合液等量分装入 3 支试管中，并编号。

在 1 号试管中滴入 0.3mol/L $FeCl_3$ 溶液 2 滴，在 2 号试管中滴入 1mol/L KSCN 溶液 2 滴，观察溶液颜色变化，并与 3 号试管进行比较，说明变化原因。

2. 温度对化学平衡的影响　如实验图 4-1 所示，在两个用导管连通的烧瓶里，盛有已达平衡状态的 NO_2 和 N_2O_4 的混合气体（即二氧化氮平衡仪），将一个烧瓶放进热水里，另一个烧瓶放入冷水或冰水中。数分钟后，观察两个烧瓶中混合气体的颜色变化，解释变化原因。

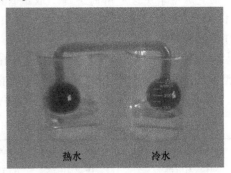

实验图 4-1　温度对化学平衡的影响

【安全提示】

过氧化氢溶液对皮肤、眼睛和黏膜有刺激作用，

使用时不要沾到皮肤上。一旦沾在皮肤上或溅入眼内，应立即用大量清水冲洗。

过氧化氢溶液容易引起其他可燃物燃烧，使用时应避免与可燃物接触。当外溢的过氧化氢溶液与可燃物接触时，应立即用大量水冲洗、稀释。

【思考讨论】

1. 你能举出生活中外界条件影响化学反应速率的事例吗？

2. 哪些条件能使化学平衡发生移动？试举例说明。

（范红艳）

实验 5　溶液酸碱性的测定

【实验目标】

1. 学会用 pH 试纸测定溶液的酸碱性。

2. 学会用酸碱指示剂测定溶液的酸碱性。

【实验原理】

pH 试纸上附着有几种混合指示剂，pH 不同，呈现的颜色不同，对照试纸本上的标准色谱卡即可得知溶液的 pH。

酸碱指示剂的变色原理是其分子和解离出来的离子的颜色不同。在不同 pH 的溶液中，其分子浓度和离子浓度的比值不同，显示的颜色也不同，因此可根据石蕊、酚酞、甲基橙试液在不同溶液中所呈现的颜色大致判定溶液的 pH。

【实验仪器及药品】

试管、滴管、点滴板、pH 试纸。

0.1mol/L HCl 溶液、0.1mol/L NaOH 溶液、0.1mol/L CH_3COOH 溶液、0.1mol/L $NH_3 \cdot H_2O$、石蕊试液、酚酞试液、甲基橙试液、蒸馏水。

【实验操作】

（一）用 pH 试纸测定溶液的酸碱性

取一小块 pH 试纸放在干净且干燥的点滴板的凹穴内，用干净的玻璃棒蘸取少量的 0.1mol/L HCl 溶液点在 pH 试纸上，观察试纸的颜色变化并与标准色卡比较，判断溶液的 pH，并与理论计算结果比较。实验结果与计算值填入下表。

用同样的方法，分别测试 0.1mol/L NaOH 溶液、0.1mol/L CH_3COOH 溶液、0.1mol/L $NH_3 \cdot H_2O$ 和蒸馏水的 pH。

注意：每次使用玻璃棒时，均应用蒸馏水清洗并用滤纸吸干后，再蘸取被测溶液。

实验记录：

被测溶液	pH	
（0.1mol/L）	实验测得 pH	理论计算所得 pH
HCl		
CH$_3$COOH		
NaOH		
NH$_3$·H$_2$O		
蒸馏水		

结论：

1. 相同浓度的 HCl 溶液的 pH_____（"<"、"="、">"）CH$_3$COOH 溶液的 pH,因为_____是强电解质,解离出来的 H$^+$_____。

2. 相同浓度的 NaOH 溶液的 pH_____（<、=、>）NH$_3$·H$_2$O 溶液的 pH,因为_____是强电解质,解离出来的 OH$^-$_____。

（二）常用酸碱指示剂在酸碱性溶液的颜色

1. 取 3 支试管分别编号,各加入 1mL 蒸馏水,用 pH 试纸测定其酸碱度,然后,向 3 支试管中分别滴入 1 滴酚酞溶液、石蕊溶液和甲基橙溶液,观察各自颜色并填入下表中。

2. 然后再向上述 3 支试管中各滴加 2 滴 0.1mol/L HCl 溶液,用 pH 试纸测定其酸碱度,并观察颜色变化,填入下表中。

3. 另取 3 支试管分别编号,各加入 1mL 蒸馏水,向 3 支试管中分别滴入 1 滴酚酞溶液、石蕊溶液和甲基橙溶液,再向上述 3 支试管中各滴加 2 滴 0.1mol/L NaOH 溶液,用 pH 试纸测定其酸碱度,并观察颜色变化,填入下表中。

实验记录：

被测物质	pH	指示剂		
		石蕊	酚酞	甲基橙
蒸馏水				
HCl 溶液				
NaOH 溶液				

结论：

1. 石蕊试液在中性溶液中的颜色为_____,在酸性溶液中的颜色为_____,在碱性溶液中的颜色为_____。

2. 酚酞试液在中性溶液中的颜色为_____,在酸性溶液中的颜色为_____,在碱性溶液中的颜色为_____。

3. 甲基橙试液在中性溶液中的颜色为_____,在酸性溶液中的颜色为_____,在碱性溶液中的颜色为_____。

【思考讨论】

1. 在进行 pH 测定试验中,你认为需要注意哪些问题?

2. 分别测定下列食品:牛奶、豆浆、茶水、雪碧的 pH,以上食品中呈酸性的有_____,呈碱性的有_____。

3. 现有白纸和几种溶液,有人用这些材料设计了一个名为"雨落叶出红花开"的趣味实验。实验的过程如下:先用洁净的毛笔蘸_____在白纸上画上花,再用_____画上叶,将白纸挂上墙壁,晾干后用_____向纸上喷即成。

A. 酚酞试液　　　B. 石蕊试液

C. 氢氧化钠溶液　　D. 稀盐酸

（范红艳）

实验 6　缓冲溶液的配制

【实验目标】

1. 学会缓冲溶液的配制方法。

2. 验证缓冲溶液的缓冲作用,加深对缓冲溶液缓冲作用的理解。

3. 进一步掌握吸量管的使用方法。

【实验原理】

缓冲溶液由抗酸成分和抗碱成分组成,具有对抗少量酸、碱或适量稀释的影响,保持溶液 pH 几乎不变的作用。配制时通常将两种成分配成一定浓度的溶液,再根据需要按一定比例混合。不同组成的缓冲溶液,pH 不同。

【实验仪器及药品】

试管、5mL 刻度吸量管 3 支、10mL 刻度吸量管 1 支、洗耳球、玻璃棒、滴管、广泛 pH 试纸。

0.1mol/L CH$_3$COOH 溶液、0.1mol/L CH$_3$COONa 溶液、0.1mol/L HCl 溶液、0.1mol/L NaOH 溶液、1/15mol/L NaH$_2$PO$_4$溶液、1/15mol/L Na$_2$HPO$_4$溶液。

【实验操作】

（一）缓冲溶液的配制

取试管两支分别编号。用刻度吸量管分别吸取相应溶液,加入试管。用广泛 pH 试纸测量两种缓冲溶液的 pH。

1 号试管		2 号试管	
CH$_3$COOH	5ml	NaH$_2$PO$_4$	3.8ml
CH$_3$COONa	5ml	Na$_2$HPO$_4$	6.2ml
pH		pH	

（二）缓冲溶液的作用

取试管 3 支分别编号。在 3 支试管中分别加入 0.1mol/L CH_3COOH 溶液和 0.1mol/L CH_3COONa 溶液各 2ml，摇匀后用广泛 pH 试纸测量溶液的 pH。然后在 1 号试管中加入 0.1mol/L HCl 溶液 2 滴，2 号试管中加入 0.1mol/L NaOH 溶液 2 滴，3 号试管中加入蒸馏水 2ml，充分摇匀后测量溶液的 pH，记录在下表中。

另取试管 2 支，编号为 4、5，各加入蒸馏水 4ml，测量蒸馏水的 pH，然后在 4 号试管中加入 0.1mol/L HCl 溶液 2 滴，5 号试管中加入 0.1mol/L NaOH 溶液 2 滴，充分摇匀后测量溶液的 pH，记录在下表中。

比较溶液 pH 变化情况

试管编号	加入试剂的量	pH	加酸、加碱或稀释	加酸、加碱或稀释后 pH	pH 变化情况
1	CH_3COOH 2ml CH_3COONa 2ml		加 2 滴 HCl		
2	CH_3COOH 2ml CH_3COONa 2ml		加 2 滴 NaOH		
3	CH_3COOH 2ml CH_3COONa 2ml		加蒸馏水 2ml		
4	蒸馏水 4ml		加 2 滴 HCl		
5	蒸馏水 4ml		加 2 滴 NaOH		

【思考讨论】

1. 怎样配制一定 pH 的缓冲溶液？

2. 你能解释为什么人们吃了酸性或碱性食物后，血液 pH 几乎不变的原因吗？

（范红艳）

实验 7　几种常见离子的检验

【实验目标】

1. 掌握氯离子、硫酸根离子、铵根离子的检验方法。

2. 进一步体验科学探究的过程，树立科学探究的意识，了解科学探究的基本方法。

【实验原理】

1. Cl^- 与 Ag^+ 反应生成 AgCl 白色沉淀，而且 AgCl 沉淀不溶于稀硝酸。

$$Ag^+ + Cl^- \longrightarrow AgCl \downarrow$$

但 CO_3^{2-} 与 Ag^+ 反应生成的 Ag_2CO_3 白色沉淀能溶于稀硝酸。

$$2Ag^+ + CO_3^{2-} \longrightarrow Ag_2CO_3 \downarrow$$

$$Ag_2CO_3 + 2HNO_3 \longrightarrow 2AgNO_3 + H_2O + CO_2 \uparrow$$

2. Ba^{2+} 能与 SO_4^{2-} 反应生成 $BaSO_4$ 白色沉淀，既不溶于水，也不溶于稀硝酸。

$$Na_2SO_4 + BaCl_2 \longrightarrow BaSO_4 \downarrow + 2NaCl$$

Ba^{2+} 也与 CO_3^{2-} 反应生成 $BaCO_3$ 白色沉淀，但 $BaCO_3$ 沉淀能溶于稀硝酸，发生反应放出 CO_2。

$$Na_2CO_3 + BaCl_2 \longrightarrow BaCO_3 \downarrow + NaCl$$

$$BaCO_3 + 2HNO_3 \longrightarrow Ba(NO_3)_2 + CO_2 \uparrow + H_2O$$

3. 铵盐与碱溶液共热能生成氨气。氨气有刺激性气味，而且能使湿润的红色石蕊试纸变蓝。

$$NH_4Cl + NaOH \overset{\triangle}{=\!=\!=} NaCl + NH_3 \uparrow + H_2O$$

【实验仪器及药品】

试管、试管夹、滴管、酒精灯、火柴、红色石蕊试纸。

0.1mol/L NaCl 溶液、0.1mol/L Na_2CO_3 溶液、0.1mol/L $AgNO_3$ 溶液、稀硝酸、0.1mol/L Na_2SO_4 溶液、0.1mol/L $BaCl_2$ 溶液、NH_4Cl 晶体、2mol/L NaOH 溶液。

【实验操作】

（一）氯离子的检验

在两支洁净试管中分别加入少量 0.1mol/L NaCl 溶液和 0.1mol/L Na_2CO_3 溶液，再分别滴入几滴稀硝酸，然后各滴入几滴 0.1mol/L $AgNO_3$ 溶液，振荡并观察现象。写出有关反应的离子方程式。

（二）硫酸根离子的检验

在两支洁净试管中分别加入少量 0.1mol/L Na_2SO_4 溶液和 0.1mol/L Na_2CO_3 溶液，再分别滴入几滴稀硝酸，然后各滴入几滴 0.1mol/L $BaCl_2$ 溶液，振荡并观察现象。写出有关反应的离子方程式。

（三）铵根离子的检验

在一支洁净试管中放入少量 NH_4Cl 晶体，再滴入少量 2mol/L NaOH 溶液，然后用试管夹夹住试管，并在酒精灯上加热试管（试管口要朝向没人的方向），同时把湿润的红色石蕊试纸靠近试管口上方（不能接触），观察试纸的颜色有什么变化？再用手轻微煽动，能闻到什么气味？写出有关反应的离子方程式。

【思考讨论】

1. 有一包白色粉末状物质，可能含有 Na_2CO_3 和 NaCl 或其中的一种，如何确定该白色粉末是什么？

2. 加热试管中的溶液时，试管口不能对着人，说明原因？

（姚光军）

实验 8 重要有机化合物的性质

【实验目标】

1. 掌握乙醇、苯酚、乙醛和乙酸的检验方法。

2. 掌握银氨溶液的配制及其操作方法。

3. 培养认真操作、仔细观察的习惯,树立实验探究意识。

【实验原理】

1. 乙醇与活泼金属钠反应置换 H_2。

$$2CH_3CH_2OH+2Na \longrightarrow 2CH_3CH_2ONa+H_2\uparrow$$

2. 苯酚与溴水作用生成三溴苯酚;与 $FeCl_3$ 作用显紫色。

3. 乙醛能与托伦试剂(银氨溶液)反应产生光亮的银镜;与斐林试剂作用生成砖红色沉淀。

4. 乙酸具有酸的通性,能使酸碱指示剂、pH 试纸变色;能与碳酸盐反应放出 CO_2。

$$CH_3COOH+NaHCO_3 \longrightarrow CH_3COONa+H_2O+CO_2\uparrow$$

【实验仪器及药品】

烧杯、试管、滴管、镊子、小刀、水浴锅、点滴板、广泛 pH 试纸。

无水乙醇、0.1mol/L 苯酚溶液、乙醛、0.1mol/L 乙酸、金属钠、饱和溴水、0.06mol/L $FeCl_3$ 溶液、0.5mol/L 氨水、0.05mol/L $AgNO_3$ 溶液、0.1mol/L NaOH 溶液、斐林试剂甲、斐林试剂乙。

【实验操作】

(一) 乙醇的性质

取干燥的小烧杯,加入 5ml 无水乙醇。用小刀切取一小粒金属钠,并用滤纸擦干,用镊子将金属钠放入烧杯中,观察现象,并解释原因。

(二) 苯酚的性质

1. 在试管中加入 1ml 苯酚溶液,滴加饱和溴水,振摇至白色沉淀产生,观察现象,并解释原因。

2. 在试管中加入 1ml 苯酚溶液,再滴入 1~2 滴 $FeCl_3$ 溶液,振摇,观察现象,并解释原因。

(三) 乙醛的性质

1. 在洁净试管中加入 1ml $AgNO_3$ 溶液,滴入 1 滴 NaOH 溶液,再边振摇、边逐滴加入氨水,至生成的白色沉淀刚好溶解为止,得到托伦试剂。然后沿试管内壁,滴入 3 滴乙醛,振摇后,静置于 50~60℃ 水浴中加热,观察现象,并解释原因。

2. 在试管中加入斐林试剂甲和斐林试剂乙各 1ml,配成斐林试剂。再向试管中滴加 3 滴乙醛,振摇后,置于 70~80℃ 水浴中加热,观察现象,并解释原因。

(四) 乙酸的性质

1. 取白色点滴板,在凹槽中滴 2 滴 0.1mol/L 乙酸溶液,用广泛 pH 试纸蘸取乙酸溶液,观察试纸的颜色变化,解释原因。

2. 取碳酸氢钠少许置于试管底部,加入 0.1mol/L 乙酸溶液 2ml,观察现象,并解释原因。

【思考讨论】

1. 试比较乙醇、水分别与金属钠的反应现象,说明原因。

2. 在银镜反应中,如果没有产生银镜,试分析原因。

(陈林丽)

实验 9 糖 的 性 质

【实验目标】

1. 学会葡萄糖的鉴别。

2. 观察淀粉与碘的反应。

3. 初步学会蔗糖、纤维素水解的操作。

4. 认真操作,仔细观察实验现象,养成严谨的工作态度。

【实验原理】

葡萄糖是多羟基醛,易被弱氧化剂氧化。蔗糖、淀粉、纤维素是非还原性糖,不能与弱氧化剂反应,其重要性质是水解反应。淀粉能与碘作用显蓝色。

【实验仪器及药品】

试管、试管夹、烧杯、滴管、玻璃棒、酒精灯、小刀、火柴。

10%的葡萄糖溶液、2%蔗糖溶液、10%氢氧化钠溶液、2%硝酸银溶液、2%氨水、5%硫酸铜溶液、稀硫酸、浓硫酸、稀碘酒溶液、脱脂棉(或滤纸)、马铃薯、热水。

【实验操作】

（一）葡萄糖的还原反应

1. 在试管（一定要洁净）里加入 1ml 硝酸银溶液,然后一边振荡试管,一边逐滴滴入氨水,直到析出的沉淀恰好溶解为止（注意氨水不要过量）,所得溶液就是银氨溶液。

2. 在新制的银氨溶液里加入 1~2ml 葡萄糖溶液,充分混合后,放在热水浴中加热。观察发生的现象。

3. 从上述实验可以证明葡萄糖分子含有什么官能团?

（二）蔗糖的水解反应

1. 在一支试管里,加入 2~3ml 氢氧化钠溶液,再加入几滴硫酸铜溶液,观察现象。然后加入约 2ml 蔗糖溶液,加热。观察有没有沉淀生成。

2. 在洁净的试管里加入少量蔗糖溶液,再加入 3~5 滴稀硫酸,然后把混合液煮沸几分钟,使蔗糖发生水解反应。最后加入氢氧化钠溶液中和剩余的硫酸。

3. 在另一支试管里制备氢氧化铜沉淀。再将已经水解的蔗糖溶液逐滴加入该试管中,边加边振荡试管,然后加热试管,观察有何现象发生。

（三）食物中淀粉的检验

用小刀切一片马铃薯,在上面滴 1 滴稀碘酒溶液,观察现象。

（四）纤维素的水解

1. 把一小团（蚕豆大）蓬松脱脂棉（或一小块滤纸）放入试管,小心地滴入 3 滴浓硫酸。用玻璃棒搅动脱脂棉使它变成糊状。再加 2ml 水,用酒精灯给试管中的物质加热,边加热边摇动试管,直到溶液呈亮棕色为止。最后加入氢氧化钠溶液来中和剩余的硫酸。

2. 在另一支试管里制备氢氧化铜沉淀,并把它加入上述亮棕色溶液里,然后给试管中的物质加热至沸腾。观察有没有砖红色沉淀生成。

【思考讨论】

1. 做银镜反应的实验时,为什么要用水浴加热而不能直接用火焰加热?

2. 根据实验结果,说明蔗糖和纤维素水解的产物是否具有还原性?

（侯晓红）

实验 10　蛋白质、油脂的性质

【实验目标】

1. 学会蛋白质的盐析操作。

2. 观察蛋白质的变性和颜色反应,巩固对蛋白质性质的认识。

3. 加深对油脂性质的认识。

4. 养成细致、求实的学习态度。

【实验原理】

1. 蛋白质是高分子、两性化合物,其主要化学性质是盐析、变性和缩二脲反应。

2. 油脂密度比水小,不溶于水,易溶于有机溶剂。在乳化剂的作用下,就会使油滴的表面形成一层乳化剂分子的保护膜,防止了小油滴互相碰撞而聚集成大油滴,从而形成比较稳定的乳状液。

【实验仪器及药品】

试管、试管架、试管夹、酒精灯、量筒、火柴。

鸡蛋白溶液、鸡蛋白氯化钠溶液、饱和硫酸铵溶液、药用酒精（$\varphi_B = 0.95$）、浓硝酸、浓氨水、20g/L 醋酸铅溶液、0.1mol/L 硝酸银溶液、100g/L 氢氧化钠溶液、10g/L 硫酸铜溶液、植物油、汽油、氯仿、苯、肥皂水。

【实验操作】

（一）蛋白质的盐析

取大试管一支,加入鸡蛋白氯化钠溶液及饱和硫酸铵溶液各 5ml,振荡后静置 5 分钟。观察是否析出球蛋白,说明原因。取上述浑浊液 1ml 于另一支试管中加蒸馏水 3ml,振荡,观察析出的球蛋白是否重新溶解,分析说明原因。

（二）蛋白质的变性

1. 乙醇对蛋白质的作用　取试管一支,加入鸡蛋白溶液 1ml,沿试管壁加乙醇 20 滴,观察两液面处是否有浑浊。讨论说明原因。

2. 金属盐对蛋白质的作用　取试管两支,各加入鸡蛋白 1ml,向第一支试管中滴入 0.1mol/L 硝酸银溶液 5 滴,向第二支试管中滴入 20g/L 乙酸铅溶液 5 滴,观察现象说明原因。再往上述两支试管中各加蒸馏水 3ml,振荡,沉淀是否溶解?为什么?

3. 加热对蛋白质的作用　取试管一支,加鸡蛋白溶液 2ml,用酒精灯加热,有何现象?说明原因。

（三）蛋白质的颜色反应

1. 缩二脲反应　取试管一支,加入鸡蛋白溶液和 100g/L 氢氧化钠溶液各 2ml,再滴入 10g/L 硫酸铜溶液 5 滴,振荡,溶液呈什么颜色?说明原因。

2. 黄蛋白反应 取试管一支,加入鸡蛋白溶液 1ml,加浓硝酸 5 滴,有何现象?将此试管在酒精灯上加热,又有何现象?冷后,加浓氨水 1ml,观察颜色变化。

(四) 油脂的性质

1. 油脂的溶解性 取试管 4 支,分别加入水、汽油、氯仿、苯各 2ml,各加植物油 2~3 滴,振荡、静置后各有何现象?记录溶解情况。

2. 油脂的乳化 取试管 1 支,盛水 2ml,加入植物油 2~3 滴,充分振荡、静置。观察振荡后和静置后的现象。再向试管中加肥皂水数滴,充分振荡后静置,观察现象,解释原因。

【思考讨论】

1. 怎样区别盐析蛋白质和变性蛋白质?

2. 请你通过互联网或图书资料查阅的方式,将油脂乳化的生理意义写出一篇短文,来说明其在生产、生活中的重要作用。

(侯晓红)

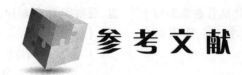

参考文献

刁凤兰 . 2002. 无机化学 . 北京 : 人民卫生出版社

黄刚 . 2008. 医用化学基础 . 第 2 版 . 北京 : 人民卫生出版社

刘斌, 刘景晖 . 2009. 化学 . 北京 : 高等教育出版社

綦旭良 . 2006. 有机化学 . 北京 : 科学出版社

綦旭良 . 2010. 化学 . 第 2 版 . 北京 : 科学出版社

綦旭良 . 2010. 化学实验与学习指导 . 第 2 版 . 北京 : 科学出版社

人民教育出版社化学室 . 2003. 化学 . 北京 : 人民教育出版社

张锦楠. 2001. 化学. 北京 : 人民卫生出版社

张少云, 李峰. 2003. 无机化学. 第 2 版. 北京 : 科学出版社

医用化学教学大纲

一、课程性质与任务

化学是人类探索物质的组成、结构、性质及其变化规律的一门科学。化学的基础知识、研究方法及分析测试技术，不仅为化学科学本身的发展奠定了重要的基础，而且在其他自然科学和技术领域中发挥着重要的作用。

医用化学课程是中等卫生职业教育教学计划和教学大纲中规定的基础课程。本课程的任务是：使学生认识和了解与化学有关的自然现象和物质变化规律，帮助学生获得学习医学课程所必需的化学基础知识、基本技能和基本方法，养成严谨求实的科学态度，提高学生的科学素养和综合职业能力，为其职业生涯发展和终身学习奠定基础。

二、课程教学目标

1. 在初中所学化学知识的基础上，指导学生进一步学习化学基础知识，了解医用化学课程的任务，为专业后续课程的学习奠定基础。

2. 通过医用化学课程的学习，指导学生能综合运用所学的化学知识、技能和方法，分析和解决与化学有关的问题，感受化学与医学的联系，基本掌握化学知识在医学上的应用。

3. 指导学生学习化学实验的基础知识、基本技能和实验探究的基本方法，提高实践能力，养成严谨求实的科学态度和协作互助的工作作风。逐步树立环保意识和安全意识。

4. 培养学生运用观察、实验和查阅资料等多种手段获取信息和对信息进行加工的能力。

5. 培养学生的敬业精神、创新精神和爱国主义情操，帮助其形成辩证唯物主义世界观。

三、教学内容结构

中等职业技术学校公共课教学大纲《教职成〔2009〕3号文件》规定，化学课程的教学内容由基础模块（48学时）和职业模块（16~30学时）两个部分组成。

卫生职业教育教学指导委员会2007年5月修订的《全国中等卫生职业教育教学计划和教学大纲》中规定，

医用化学为中等卫生职业教育护理、助产专业的基础课程模块，第一学年第一学期开设。根据课程特点和学生知识水平，以及教学安排的实际情况，医用化学的教学周数为16周，每周4学时，总教学时数为64学时。

四、教学内容与要求

（一）基础模块

1. 化学基础知识

单元内容	知识点	教学要求与活动建议
原子结构和化学键	原子组成 *同位素及其应用 核外电子排布规律	从放射性同位素在相关领域的应用引入，了解原子的组成、同位素及其应用，以及原子核外电子的排布规律
	元素周期律 元素周期表	了解元素周期表的结构；理解元素周期表中元素性质的递变规律及应用
	化学键	从食盐和酒精两种典型化合物入手，了解离子键和离子化合物、共价键和共价化合物的基础知识
	学生实验：化学实验基本操作	通过实验，掌握化学实验基本操作；识别常见易燃易爆化学品的安全标志；了解防火与灭火常识，树立安全意识
	探究实验：同周期或同主族元素性质的递变规律	通过探究实验，进一步理解元素周期表中元素性质的递变规律；了解科学探究的一般方法
物质的量	物质的量及其单位——摩尔	通过生活中常用宏观物质的计量单位，类比出微观粒子的物质的量的单位"摩尔"，了解微观粒子的数目和宏观物质的质量之间的关系；掌握物质的量及其单位——摩尔
	摩尔质量	掌握摩尔质量的概念及有关计算
	*气体摩尔体积	了解气体摩尔体积、阿伏伽德罗定律，以及有关气体摩尔体积的简单计算
	物质的量浓度	理解溶液物质的量浓度的表示方法；掌握物质的量浓度溶液的配制
	化学反应中物质的量的比例关系	理解化学反应中各物质之间物质的量的比例关系，并运用这种关系进行简单计算
	学生实验：一定物质的量浓度溶液的配制	通过实验，学会一定物质的量浓度溶液的配制方法
	学生实验：溶液的稀释	通过实验，掌握溶液的稀释方法

续表

单元内容	知识点	教学要求与活动建议
化学反应速率和化学平衡	化学反应速率	通过生活实例和实验事实,了解化学反应速率及其表示法,以及温度、浓度、压力和催化剂对化学反应速率的影响
	化学平衡	了解吸热反应和放热反应、可逆反应和化学平衡;了解影响化学平衡移动的因素
	探究实验:影响化学反应速率和化学平衡的主要因素	通过探究实验,进一步理解影响化学反应速率与化学平衡的因素
电解质溶液	强电解质和弱电解质	通过溶液导电性实验演示,了解电解质的解离、强电解质和弱电解质,以及弱电解质的解离平衡
	弱电解质的解离平衡	
	水的离子积和溶液 pH	理解水的离子积和用 pH 表示溶液酸碱度的方法
	离子反应和离子方程式	理解离子反应及其发生的条件;了解离子方程式的书写方法
	强酸弱碱盐和强碱弱酸盐的水解	通过典型实例,了解强酸弱碱盐和强碱弱酸盐的水解及其水溶液酸碱性的判断
	学生实验:溶液 pH 的测定	通过实验,掌握用 pH 试纸测定溶液酸碱度的方法
氧化还原反应	氧化还原反应概念	通过日常生活及生产中的典型实例,了解氧化反应、还原反应和氧化还原反应的概念,以及常见的氧化剂和还原剂
	常见的氧化剂和还原剂	

2. 重要元素及其化合物

单元内容	知识点	教学要求与活动建议
常见非金属单质及其化合物	非金属单质	结合实例,了解非金属元素的原子结构特征和化合价的变化规律;理解典型的非金属单质(如氯、硫、氮等)的特性及主要化学性质;了解其在生产、生活中的应用和对生态环境的影响
	非金属的气态氢化物	了解硫化氢的性质;理解氯化氢和氨气的主要化学性质和用途
	非金属氧化物及含氧酸	了解二氧化硫和三氧化硫、氧化亚氮和二氧化氮的性质;掌握硫酸和硝酸的重要性质及用途
	重要非金属离子的检验	掌握卤素离子、硫酸根离子、铵根离子的检验方法
	*大气污染与环境保护	了解大气污染的危害与防治;理解环境保护的重要性,增强学生的环保意识
	*氟、碘与人体健康	了解氟、碘元素与人体健康的关系
	*用途广泛的无机非金属材料	了解生活中常见的水泥、玻璃、陶瓷、硅材料等无机非金属材料

续表

单元内容	知识点	教学要求与活动建议
常见金属单质及其化合物	金属单质	结合实例,了解金属元素的原子结构特征、化合价的变化规律和金属的通性;理解典型的金属单质(如钠、铝、铁等)的特性及主要化学性质;了解典型金属单质在生产、生活中的应用
	金属的氧化物和氢氧化物	理解氧化铝、氢氧化铝的两性,以及铁的氧化物和氢氧化铁的性质
	重要金属离子的检验	了解常见金属离子的焰色反应;理解铁离子的检验方法
	重要的盐	理解碳酸钠和碳酸氢钠、铁盐和亚铁盐的化学性质及其相互转变;了解铵盐和漂白粉的主要性质和用途
	*重金属污染与防治	了解重金属污染的危害及其防治方法
	*用途广泛的金属材料	介绍常见合金及其特性
	探究实验:几种未知物质的鉴别	通过探究实验(例如,对补铁剂中铁元素的存在形态的探究等),理解几种物质的鉴别方法,进一步体验科学探究的过程,树立科学探究的意识,了解科学探究的基本方法

3. 常见的有机化合物

单元内容	知识点	教学要求与活动建议
烃	有机化合物概述	通过对典型有机化合物结构的分析,了解有机化合物的概念、特点和分类,以及有机化合物中常见的官能团
	甲烷 烷烃	了解甲烷的物理性质和用途;理解甲烷的氧化反应和取代反应
		了解烷烃、同系物和烃基的概念;通过球棍模型或多媒体技术,了解简单有机化合物的空间结构特点;结合实例了解同分异构现象和同分异构体;掌握烷烃的系统命名法
	乙烯 烯烃	了解乙烯的物理性质和用途,以及烯烃的组成、结构特点和性质;理解乙烯的氧化反应、加成反应和聚合反应
	乙炔 炔烃	了解乙炔的物理性质和用途,以及炔烃的组成、结构特点和性质;理解乙炔的氧化反应和加成反应
	苯	了解苯的结构特点、物理性质及安全使用;理解苯的加成反应和取代反应(硝化、磺化)
	*石油和煤	通过调查、小组交流等方式,了解石油分馏、煤干馏的产品和用途;了解石油和煤在国民经济中的重要地位

续表

单元内容	知识点	教学要求与活动建议
烃的衍生物	乙醇	了解乙醇的组成和结构;理解乙醇与钠的反应,乙醇的氧化反应、消去反应等性质及乙醇的用途
	苯酚	了解苯酚的组成和结构;理解苯酚的酸性,苯酚的氧化反应、取代反应及苯酚的用途
	乙醛	了解乙醛的组成和结构;理解乙醛的还原反应、氧化反应及乙醛的用途
	乙酸	了解乙酸的组成和结构;理解乙酸的酸性、酯化反应及乙酸的用途
	*肥皂与合成洗涤剂	通过调查、小组交流等方式,了解肥皂与合成洗涤剂的结构与去污原理;了解食品添加剂及其使用
	*食品添加剂	
糖类	葡萄糖	了解糖类的组成和分类;理解葡萄糖的还原性和用途
	蔗糖、麦芽糖	了解蔗糖、麦芽糖的组成;理解其性质和用途
	淀粉	了解淀粉的结构和用途;理解淀粉的水解和淀粉与碘的反应
	纤维素	了解纤维素的组成和用途
蛋白质	氨基酸	了解氨基酸的命名和分类;理解氨基酸的两性性质
	蛋白质	了解蛋白质的结构;理解蛋白质的盐析、变性和颜色反应
	*营养与膳食平衡	了解人体所必需的营养物质,以及膳食平衡的重要性
高分子化合物	高分子化合物的概念和特性	通过列举生产、生活中常用高分子材料,了解高分子化合物的概念、结构特点和主要特性
	塑料、合成纤维、合成橡胶简介	了解塑料、合成纤维和合成橡胶三大有机合成材料及用途
	*新型高分子材料	了解新型高分子材料的特点及发展前景
	学生实验:重要有机化合物的性质	通过学生实验,进一步理解重要有机化合物的化学性质
	探究实验:肥皂的制备	通过探究实验,了解制备肥皂的原理和方法

(二) 职业模块

职业模块一　医药卫生类

单元内容	知识点	教学要求与活动建议
溶液、胶体及渗透压	物质的量浓度、质量浓度、质量分数与体积分数的计算	了解物质的量浓度、质量浓度、质量分数和体积分数等溶液组成的表示方法;以生理盐水、葡萄糖注射液等临床使用的溶液为例,了解它们之间的简单换算
	稀释定律	了解溶液的稀释定律;掌握溶液稀释的有关计算
	胶体和高分子溶液	了解分散系的基本概念;了解胶体的性质、胶体的稳定性和聚沉;了解高分子溶液的特点
	渗透现象和渗透压	通过生理盐水在医疗上的应用,了解溶液的渗透现象和渗透压;理解渗透压与溶液浓度的关系;掌握渗透压在医学中的重要作用
缓冲溶液	缓冲作用和缓冲溶液	结合人体正常体液的 pH 范围,理解缓冲溶液的缓冲作用;了解缓冲溶液的组成、类型及其在医学上的重要意义
	缓冲溶液的类型和组成	
	缓冲溶液在医学上的意义	
	学生实验:缓冲溶液的配制	通过实验,学会缓冲溶液的配制方法;理解缓冲溶液的缓冲作用
闭链烃	脂环烃	了解脂环烃的概念;理解苯的同系物的同分异构体及命名;了解苯的同系物的氧化反应和稠环芳烃的结构特点
	苯的同系物	
	稠环芳烃简介	
烃的衍生物	醇、酚、醚	通过消毒剂"来苏儿",了解酚的结构和同分异构现象,醚的结构和命名;了解甘油、甲酚、乙醚的性质和在医药中的应用
	*醛和酮	了解乙醛的加成反应和显色反应,以及丙酮的加成反应和临床检验方法
	羧酸	了解羟基酸、酮酸的结构和命名;理解乳酸、水杨酸、丙酮酸、丁酮酸的重要性质和用途;了解酮体的性质及其在医学上的意义
	含氮化合物	了解胺的结构、分类和命名;理解胺的碱性和酰化反应;以酰胺类药物为例,了解酰胺的结构特征和命名;了解酰胺的酸碱性和水解反应、尿素的碱性和缩二脲反应;了解季铵盐和季铵碱的结构
	*常见的消毒防腐剂	了解生产、生活中常见的消毒防腐剂及其安全使用

续表

单元内容	知识点	教学要求与活动建议
脂类	油脂	通过保健品深海鱼油的成分,了解油脂的组成、结构和营养作用;理解油脂的皂化反应、加成反应和酸败
	类脂	了解磷脂的分类和结构、甾醇的基本结构和胆固醇;了解卵磷脂和脑磷脂在生理上的作用
	学生实验:尿素和脂	通过实验,进一步理解尿素的缩合、缩二脲反应和油脂的乳化作用
糖类	糖的分类及生理意义	了解糖的组成、分类及其生理意义
	单糖	理解葡萄糖和果糖的结构、性质和用途;了解核糖和脱氧核糖的结构和用途
	双糖	了解蔗糖、麦芽糖和乳糖的结构和用途;理解双糖的化学性质
	糖原	了解糖原的性质及其在生理上的意义
杂环化合物和生物碱	杂环化合物	了解杂环化合物的概念、分类和命名,以及常见杂环化合物的性质和用途
	生物碱	结合中草药中生物碱的实例,了解生物碱的概念和性质
氨基酸和蛋白质	氨基酸	了解氨基酸的结构、分类和命名;理解氨基酸的两性电离和等电点、茚三酮反应;了解氨基酸的成肽反应
	蛋白质	了解蛋白质的基本结构特点和主要性质
	*氢键作用	简单介绍蛋白质结构中的氢键作用
	学生实验:糖和蛋白质	通过实验,进一步理解尿糖的检验、淀粉的性质、蛋白质的沉淀及颜色反应
*对映异构	物质的旋光性	了解偏振光和物质的旋光性;理解比旋光度及其表示法
	手性分子与手性药物	了解手性、手性碳原子和手性分子的概念;理解旋光异构及其表示方法;了解手性药物在医学上的应用

注:标*部分为拓展内容。

五、教学实施

(一)教学建议

1. 教学时数安排建议

教学内容	教学时数		
	讲课	实验	机动
物质结构　元素周期律	4	3	
溶液	7	2	
化学反应速率与化学平衡	2	1	

续表

教学内容	教学时数		
	讲课	实验	机动
电解质溶液	5	2	
元素及其化合物	7	1	
有机化合物概述	2		
烃	6		
烃的衍生物	7	2	
糖类	4	1	
脂类蛋白质	5	2	
高分子化合物	1		
合计(64学时)	50	14	
拓展内容(*号部分)			

实施学分制的学校,按16或18学时折合1学分计算。

2. 教学方法建议　教师应根据教学内容,结合具体的教学条件和学生的认知基础,创设适宜的教学情境,选择恰当的教学策略,以激发学生的学习兴趣,使学生主动参与教学过程。教学中要紧密联系学生已具备的有关物质及其变化的经验与知识,深入浅出,帮助学生加深对化学基础知识的理解,做好与九年义务教育和职业教育相关专业知识的前后衔接。

教师应加强直观教学,培养学生的观察能力和思维品质。对比较抽象的化学知识,教师要善于利用各种模型、图表和现代教育技术等辅助教学手段,帮助学生理解教学内容。应重视化学实验基本操作技能的训练,有意识地引导学生开展探究实验,培养学生分析和解决实际问题的能力,发挥化学实验的教育功能。同时,教师要善于针对教学中遇到的实际问题开展教学研究,不断提高自身的业务水平。

3. 基本教学设施建议　学校应高度重视化学实验室建设,配置必要的仪器、设备和药品,确保每个学生都有机会进行实验活动。条件较好的学校可向学生开放化学实验室,为学生开展实验探究活动创造良好条件。应鼓励教师和实验管理人员开发实验仪器,开发微型化、低污染的绿色化学实验,设计富有区域与职业特色的实验和实践活动。

(二)教材编写建议

教材编写要以本教学大纲为基本依据。内容的选择应符合教学大纲的规定,体现课程教学目标的要求,并与教学时数安排相匹配。

教材的编写要体现职业教育特色,坚持以学生为中心,注重理论与实践相结合,恰当反映新知识、新技术、新工艺和新材料。教材结构上应符合中等职业学校学生的认知特点、心理特征和技能形成规律。教材形式上应符合中等职业学校学生的阅读心理与阅读习惯,图文并茂;名词术语、文字、符号、数字、公式、计量单位等的运用要准确、规范、统一,符合我国相关标准与规范。应努力提供多介质、多媒体、满足不同教学需求的教材及数字化教学资源,为教师教学与学生学习提供比较全面的支持。

(三)现代教育技术的应用建议

教师应重视现代教育技术与课程的整合,更新观念,改变传统的教学方法,努力推进现代教育技术在化学教学中的应用,充分发挥计算机、互联网等现代教育技术的优势,合理应用多种媒体组合,开发和利用化学课程资源,丰富化学课程内容,激发学生的学习兴趣。要使数字化教学资源与各种教学要素同教学环节有机结合,提高教学的效率和效果。此外,学校应鼓励教师开发网络课程和适合自身教学特点的多媒体教学课件,创建适合学生个性化学习及加强实践技能培养的教学环境。

六、考核与评价

1. 目的和功能　通过考核与评价,及时向教师和学生反馈教学信息,有效地改进和完善教师的教学和学生的学习活动,激发学生的学习热情,提高学生的学习兴趣,丰富学生的知识、技能和情感。应充分发挥考核与评价的诊断、指导、导向和激励功能,以达到本课程教学目标的要求。

2. 原则和方法　要坚持终结性评价与过程性评价相结合、定性评价与定量评价相结合、教师评价与学生评价相结合的原则,注重考核与评价方法的多样性和针对性。考核与评价要充分考虑职业教育的特点和化学课程的功能,做到知识的考核与评价同实践能力的考核与评价相结合(知识考核与评价包括练习、测验和考试等,实践能力考核与评价包括实验操作、实验记录、实验报告和体验探究的过程等)。

目标检测选择题参考答案

第1章

第1节 1. C　2. D　3. C

第2节 1. A　2. B　3. C　4. A

第3节 1. BA　2. A

第4节 1. D　2. D

第2章

第1节 1. D　2. C　3. D　4. C　5. C　6. D　7. D
　　　8. A　9. B　10. A

第2节 1. D　2. A　3. D　4. B　5. C

第4节 1. B　2. B　3. A　4. C　5. C

第5节 1. B　2. D　3. A　D

第3章

第1节 1. B　2. D

第2节 1. C　2. C　3. C

第4章

第1节 1. A　2. D　3. D

第2节 1. C　2. A　3. A　4. D　5. C　6. C

第3节 1. C　2. C　3. B

第4节 1. C　2. D　3. A　4. B　5. A

第5节 1. D　2. B　3. D

第5章

第1节 1. C　2. A　3. A　4. B　5. B　6. C　7. A
　　　8. C　9. C　10. D　11. D　12. B　13. B

第2节 1. A　2. C　3. B　4. C　5. B　6. A　7. B

8. D

第6章

第3节 1. C　2. D　3. A　4. B　5. C

第7章

第1节 1. C　2. B　3. A　4. D

第2节 1. B　2. D　3. C　4. D

第3节 1. B　2. C

第4节 1. B　2. D

第8章

第1节 1. D　2. C　3. D　4. B　5. A

第2节 1. B　2. A　3. C　4. B　5. C　6. A　7. D
　　　8. B

第3节 1. C　2. B　3. A　4. C　5. A　6. C

第9章

第1节 1. C　2. C　3. B　4. D

第2节 1. C　2. B　3. D

第3节 1. A　2. C　3. C　4. A　5. C　6. A　7. C
　　　8. B

第10章

第1节 1. D　2. A　3. B　4. C　5. B

第2节 1. C　2. D　3. A　4. C　5. A　6. B

第11章

第1节 1. D　2. D

第2节 1. A　2. C　3. A　4. D

元素周期表

注：
1. 相对原子质量录自2005年国际原子质量表，以 ¹²C=12为基准。元素的相对原子质量末位数的准确度加注在其后括号内。
2. 商品级以上的相对原子质量范围见图是6.939~6.996。
3. 稳定元素列有天然丰度的同位素；天然放射性元素和人造元素同位素的选列与国际相对原子质量所标的有关文献一致。

图例说明：
原子序数 — 19
元素符号（红色指放射性元素）— K
元素名称（注*的是人造元素）— 钾
稳定同位素的质量数（实线指丰度最大的同位素）
放射性同位素的质量数
外围电子的构型 — 4s¹
相对原子质量（放射性元素列出半衰期最长同位素的质量数）
39.0983(1)

分区标记：
- 主族金属
- 过渡金属
- 内过渡金属
- 准金属
- 非金属

s区　p区　d区　ds区　f区

电子层：K, L, M, N, O, P
0族电子数

周期	IA (1)	IIA (2)	IIIB (3)	IVB (4)	VB (5)	VIB (6)	VIIB (7)	VIII (8)	VIII (9)	VIII (10)	IB (11)	IIB (12)	IIIA (13)	IVA (14)	VA (15)	VIA (16)	VIIA (17)	0族 (18)
1	1 H 氢 1s¹ 1.00794(7)																	2 He 氦 1s² 4.002602(2)
2	3 Li 锂 2s¹ 6.941(2)	4 Be 铍 2s² 9.012182(3)											5 B 硼 2s²2p¹ 10.811(7)	6 C 碳 2s²2p² 12.0107(8)	7 N 氮 2s²2p³ 14.0067(2)	8 O 氧 2s²2p⁴ 15.9994(3)	9 F 氟 2s²2p⁵ 18.9984032(5)	10 Ne 氖 2s²2p⁶ 20.1797(6)
3	11 Na 钠 3s¹ 22.989769(2)	12 Mg 镁 3s² 24.3050(6)											13 Al 铝 3s²3p¹ 26.981538(2)	14 Si 硅 3s²3p² 28.0855(3)	15 P 磷 3s²3p³ 30.973762(2)	16 S 硫 3s²3p⁴ 32.065(5)	17 Cl 氯 3s²3p⁵ 35.453(2)	18 Ar 氩 3s²3p⁶ 39.948(1)
4	19 K 钾 4s¹ 39.0983(1)	20 Ca 钙 4s² 40.078(4)	21 Sc 钪 3d¹4s² 44.955912(6)	22 Ti 钛 3d²4s² 47.867(1)	23 V 钒 3d³4s² 50.9415(1)	24 Cr 铬 3d⁵4s¹ 51.9961(6)	25 Mn 锰 3d⁵4s² 54.938045(5)	26 Fe 铁 3d⁶4s² 55.845(2)	27 Co 钴 3d⁷4s² 58.933195(5)	28 Ni 镍 3d⁸4s² 58.6934(4)	29 Cu 铜 3d¹⁰4s¹ 63.546(3)	30 Zn 锌 3d¹⁰4s² 65.409(4)	31 Ga 镓 4s²4p¹ 69.723(1)	32 Ge 锗 4s²4p² 72.64(1)	33 As 砷 4s²4p³ 74.92160(2)	34 Se 硒 4s²4p⁴ 78.96(3)	35 Br 溴 4s²4p⁵ 79.904(1)	36 Kr 氪 4s²4p⁶ 83.798(2)
5	37 Rb 铷 5s¹ 85.4678(3)	38 Sr 锶 5s² 87.62(1)	39 Y 钇 4d¹5s² 88.90585(2)	40 Zr 锆 4d²5s² 91.224(2)	41 Nb 铌 4d⁴5s¹ 92.90638(2)	42 Mo 钼 4d⁵5s¹ 95.96(2)	43 Tc 锝 4d⁵5s² (97.9072)	44 Ru 钌 4d⁷5s¹ 101.07(2)	45 Rh 铑 4d⁸5s¹ 102.90550(2)	46 Pd 钯 4d¹⁰ 106.42(1)	47 Ag 银 4d¹⁰5s¹ 107.8682(2)	48 Cd 镉 4d¹⁰5s² 112.411(8)	49 In 铟 5s²5p¹ 114.818(3)	50 Sn 锡 5s²5p² 118.710(7)	51 Sb 锑 5s²5p³ 121.760(1)	52 Te 碲 5s²5p⁴ 127.60(3)	53 I 碘 5s²5p⁵ 126.90447(3)	54 Xe 氙 5s²5p⁶ 131.293(6)
6	55 Cs 铯 6s¹ 132.9054519(2)	56 Ba 钡 6s² 137.327(7)	57 La 镧 5d¹6s² 138.90547(7)	72 Hf 铪 5d²6s² 178.49(2)	73 Ta 钽 5d³6s² 180.94788(2)	74 W 钨 5d⁴6s² 183.84(1)	75 Re 铼 5d⁵6s² 186.207(1)	76 Os 锇 5d⁶6s² 190.23(3)	77 Ir 铱 5d⁷6s² 192.217(3)	78 Pt 铂 5d⁹6s¹ 195.084(9)	79 Au 金 5d¹⁰6s¹ 196.966569(5)	80 Hg 汞 5d¹⁰6s² 200.59(2)	81 Tl 铊 6s²6p¹ 204.3833(2)	82 Pb 铅 6s²6p² 207.2(1)	83 Bi 铋 6s²6p³ 208.98040(1)	84 Po 钋 6s²6p⁴ (208.9824)	85 At 砹 6s²6p⁵ (209.9871)	86 Rn 氡 6s²6p⁶ (222.0176)
7	87 Fr 钫 7s¹ (223.0197)	88 Ra 镭 7s² (226.0254)	89 Ac 锕 6d¹7s² (227.0277)	104 Rf 𬬻* 6d²7s² (261.1088)	105 Db 𬭊* 6d³7s² (262.1141)	106 Sg 𬭳* 6d⁴7s² (266.1219)	107 Bh 𬭛* (264.12)	108 Hs 𬭶* (267)	109 Mt 鿏* (268.1388)	110 Ds 𫟼* (271)	111 Rg 𬬭* (272.1535)	112 Uub* (285)	114 Uuq* (289)		116 Uuh* (293)			

镧系 (f区)

58 Ce 铈 4f¹5d¹6s² 140.116(1)	59 Pr 镨 4f³6s² 140.90765(2)	60 Nd 钕 4f⁴6s² 144.242(3)	61 Pm 钷 4f⁵6s² (144.9127)	62 Sm 钐 4f⁶6s² 150.36(2)	63 Eu 铕 4f⁷6s² 151.964(1)	64 Gd 钆 4f⁷5d¹6s² 157.25(3)	65 Tb 铽 4f⁹6s² 158.92535(2)	66 Dy 镝 4f¹⁰6s² 162.500(1)	67 Ho 钬 4f¹¹6s² 164.93032(2)	68 Er 铒 4f¹²6s² 167.259(3)	69 Tm 铥 4f¹³6s² 168.93421(2)	70 Yb 镱 4f¹⁴6s² 173.04(3)	71 Lu 镥 5d¹6s² 174.967(1)

锕系 (f区)

90 Th 钍 6d²7s² 232.03806(2)	91 Pa 镤 5f²6d¹7s² 231.03588(2)	92 U 铀 5f³6d¹7s² 238.02891(3)	93 Np 镎 5f⁴6d¹7s² (237.0482)	94 Pu 钚 5f⁶7s² (244.0642)	95 Am 镅* 5f⁷7s² (243.0614)	96 Cm 锔* 5f⁷6d¹7s² (247.0704)	97 Bk 锫* 5f⁹7s² (247.0703)	98 Cf 锎* 5f¹⁰7s² (251.0796)	99 Es 锿* 5f¹¹7s² (252.0830)	100 Fm 镄* 5f¹²7s² (257.0951)	101 Md 钔* 5f¹³7s² (258.0984)	102 No 锘* 5f¹⁴7s² (259.1010)	103 Lr 铹* 5f¹⁴6d¹7s² (262.1097)